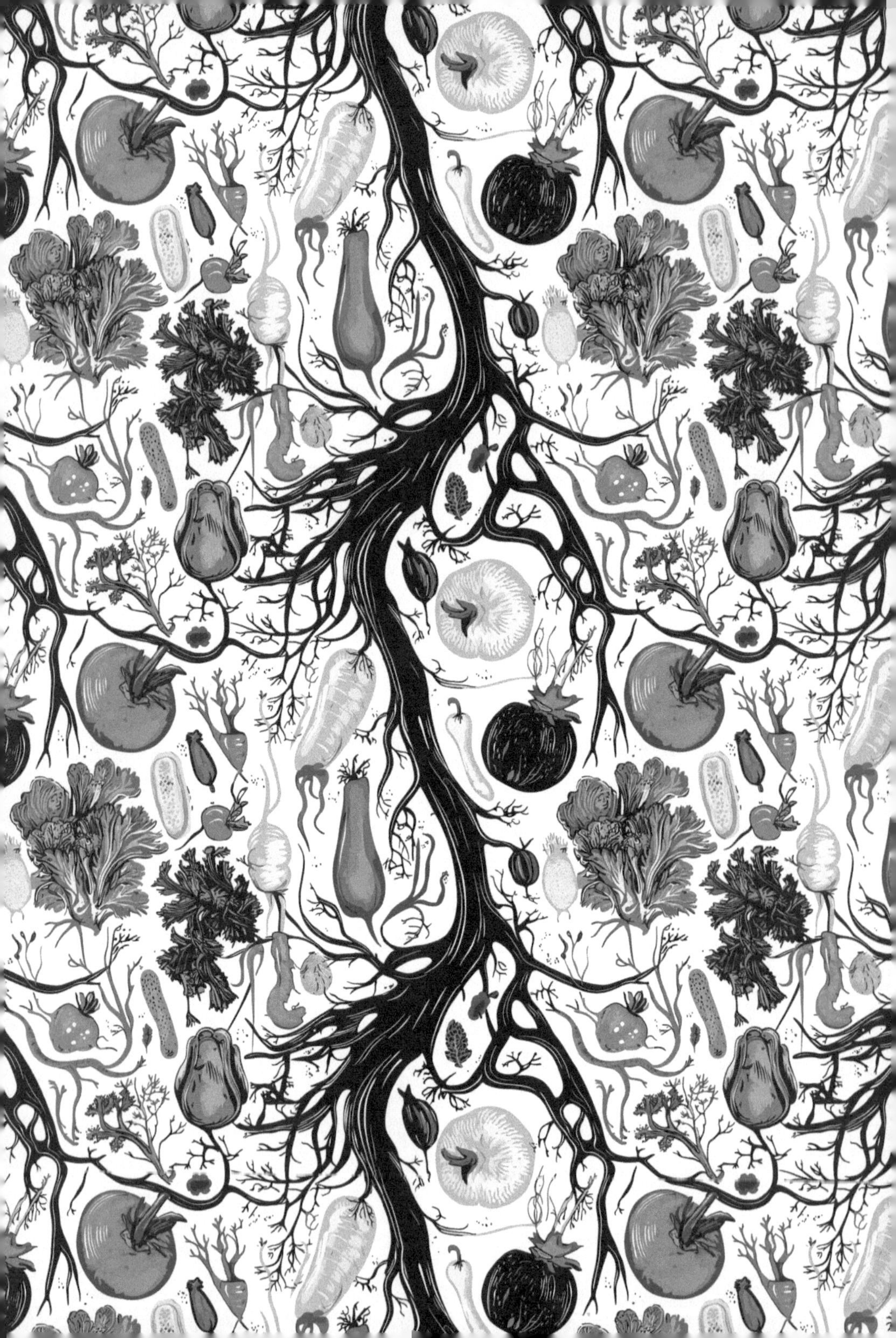

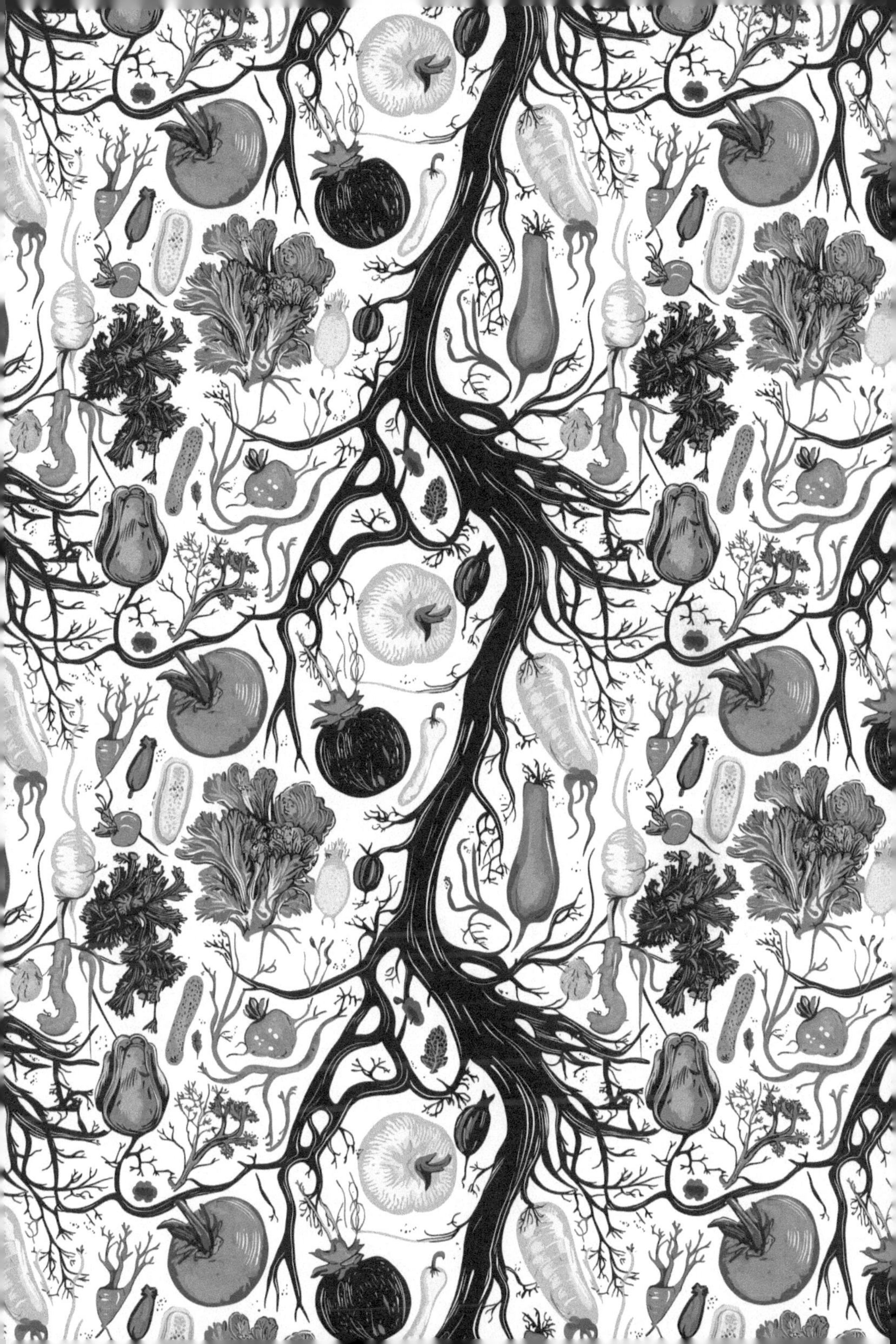

Impressão legal

Saage Media GmbH
c/o SpinLab – The HHL Accelerator
Spinnereistraße 7
04179 Leipzig, Germany
E-Mail: contact@SaageMedia.com
Web: www.SaageMedia.com
Commercial Register: Local Court Leipzig, HRB 42755 (Handelsregister: Amtsgericht Leipzig, HRB 42755)
Managing Director: Rico Saage (Geschäftsführer)
VAT ID Number: DE369527893 (USt-IdNr.)

Editora: Saage Media GmbH
Publicação: 02.2025
Design da capa: Saage Media GmbH
ISBN Capa mole (pt): 978-3-384-52208-5
ISBN Ebook (pt): 978-3-384-52209-2

Legal / Avisos

Os links externos e referências às fontes listados neste livro foram verificados no momento da publicação. O autor não tem influência sobre os designs e conteúdos atuais e futuros das páginas vinculadas. O fornecedor do site vinculado é o único responsável por conteúdos ilegais, incorretos ou incompletos, bem como por danos decorrentes do uso ou não uso das informações, não quem se refere à respectiva publicação através de links. Todas as fontes externas utilizadas estão listadas na bibliografia. Apesar do cuidadoso controle de conteúdo, não assumimos responsabilidade pelo conteúdo de fontes externas. Os operadores das fontes citadas são os únicos responsáveis pelo seu conteúdo. Imagens e fontes de terceiros são marcadas como tal. A reprodução, processamento, distribuição e qualquer tipo de exploração fora dos limites dos direitos autorais requerem o consentimento por escrito do respectivo autor ou criador.
Este livro foi traduzido do alemão. Desvios do original ou erros de tradução não podem ser completamente descartados. Todas as fontes citadas no livro estão disponíveis em inglês. Não nos responsabilizamos por quaisquer imprecisões ou mal-entendidos de conteúdo que possam surgir através da tradução.
Os dados nos diagramas que não estão explicitamente marcados com uma fonte não são baseados em estudos, mas são suposições não vinculativas para melhor visualização.
Este livro foi criado usando Inteligência Artificial (IA) e outras ferramentas. Entre outras coisas, foram utilizadas ferramentas para pesquisa, escrita/edição e geração de ilustrações decorativas. Apesar do controle, os erros não podem ser completamente descartados. Gostaríamos de enfatizar que o uso de IA serve como uma ferramenta de suporte para proporcionar aos nossos leitores uma experiência de leitura de alta qualidade e inspiradora.

As referências e citações contidas neste livro foram cuidadosamente pesquisadas e reproduzidas em seu sentido. A interpretação e apresentação do conteúdo citado reflete a visão do autor e não necessariamente corresponde à intenção ou opinião dos autores originais. Em citações contextuais, as principais declarações das fontes originais foram incorporadas ao contexto desta obra de acordo com o melhor conhecimento e consciência, mas podem diferir das formulações e nuances de significado originais devido à transferência e simplificação. Todas as fontes utilizadas estão listadas completamente na bibliografia e podem ser consultadas no original. A responsabilidade pela interpretação e incorporação contextual do conteúdo citado é do autor deste livro. Para questões científicas e informações detalhadas, recomenda-se consultar as fontes originais. O autor se esforçou para apresentar assuntos científicos complexos de forma compreensível. Simplificações e generalizações não podem ser excluídas. Nenhuma garantia pode ser dada quanto à precisão técnica e completude das apresentações simplificadas. A reprodução contextual de citações e descobertas científicas é feita conscienciosamente em conformidade com o direito de citação de acordo com § 51 da Lei de Direitos Autorais e todas as disposições relevantes de direitos autorais de outros países. Na simplificação, transferência e possível tradução de conteúdo científico para uma linguagem geralmente compreensível, nuances de significado e detalhes técnicos podem ser perdidos. O autor não reivindica direitos sobre as obras citadas e respeita todos os direitos autorais dos autores originais. Se for identificado um uso não autorizado, o autor solicita notificação para tomar as medidas apropriadas. Para fins acadêmicos e uso como referência científica, recomenda-se expressamente recorrer às fontes originais. A apresentação simplificada serve exclusivamente para informação científica popular.

As informações contidas neste livro sobre a dieta vegetariana de metabolismo e otimização do metabolismo foram cuidadosamente pesquisadas e verificadas. No entanto, todas as informações são fornecidas sem garantia. Nem a editora nem o autor podem assumir responsabilidade por eventuais desvantagens ou danos resultantes das orientações fornecidas no livro. As recomendações alimentares e otimizações do metabolismo apresentadas não substituem uma consulta médica ou nutricional profissional. Antes de iniciar a dieta de metabolismo descrita, você deve ter seu estado de saúde avaliado por um médico ou nutricionista qualificado, especialmente se tiver condições pré-existentes, estiver tomando medicamentos ou estiver grávida. A eficácia dos métodos descritos pode variar individualmente. O sucesso da dieta de metabolismo apresentada não pode ser garantido. Todos os conteúdos deste livro, especialmente textos, fotografias, gráficos, marcas e logotipos, estão protegidos por direitos autorais. Todas as marcas registradas, nomes de produtos e nomes de empresas ou logotipos utilizados são propriedade de seus respectivos proprietários. As descobertas científicas e recomendações nutricionais podem ter evoluído desde a impressão do livro. Recomenda-se uma verificação regular da pesquisa atual. As fontes utilizadas e literatura adicional podem ser encontradas no apêndice do livro.

Bendis Saage

Dieta Metabólica Vegetariana: Guia Completo para Acelerar seu Metabolismo

Transforme seu corpo com um plano alimentar baseado em plantas, exercícios e técnicas naturais para otimizar seu metabolismo

67 Fontes
42 Diagramas
45 Imagens
7 Ilustrações

Queridos leitores,

agradecemos de coração por terem escolhido este livro. Com a vossa escolha, não só nos deram a vossa confiança, mas também parte do vosso precioso tempo. Agradecemos muito.

Você gostaria de otimizar seu metabolismo de forma natural, sem recorrer a produtos de origem animal? A cura metabólica vegetariana oferece uma abordagem cientificamente fundamentada para a ativação sustentável do metabolismo - totalmente sem hormônios artificiais como o HCG. Este livro prático mostra como você pode apoiar efetivamente seu metabolismo por meio da combinação correta de alimentos vegetais e exercícios direcionados. Descubra como especiarias termogênicas, plantas medicinais e refeições perfeitamente ajustadas podem acelerar seus processos metabólicos de forma natural. O conceito de 30 dias o guiará passo a passo para um metabolismo otimizado e uma nova sensação corporal. Com mais de 60 receitas práticas, listas de compras detalhadas e um conceito de movimento flexível, você terá todas as ferramentas para uma otimização bem-sucedida do metabolismo. Comece hoje mesmo com este conceito testado na prática para uma vida mais ativa e vibrante!

Este guia fornece informações compreensíveis e práticas sobre um tópico complexo. Graças a ferramentas digitais desenvolvidas internamente que também utilizam redes neurais, pudemos realizar pesquisas extensivas. O conteúdo foi estruturado de forma ideal e desenvolvido até a versão final para fornecer uma visão geral bem fundamentada e facilmente acessível. O resultado: você obtém uma visão abrangente e se beneficia de explicações claras e exemplos ilustrativos. O design visual também foi otimizado por meio deste método avançado para que você possa captar e usar as informações rapidamente.

Nos esforçamos pela máxima precisão, mas agradecemos qualquer indicação de possíveis erros. Visite nosso site para encontrar as últimas correções e adições a este livro. Estas também serão incorporadas em edições futuras.

Esperamos que goste de ler e descubra coisas novas! Se tiver sugestões, críticas ou perguntas, aguardamos seu feedback. Somente através da troca ativa com vocês, leitores, as futuras edições e obras poderão se tornar ainda melhores. Mantenha-se curioso!

Bendis Saage

Saage Media GmbH - Equipe

- www.SaageBooks.com/pt
- support@saagemedia.com
- Spinnereistraße 7 - c/o SpinLab – The HHL Accelerator, 04179 Leipzig, Germany

Acesso rápido ao conhecimento

Para garantir uma experiência de leitura ideal, gostaríamos de familiarizá-lo com as principais características deste livro:

- **Estrutura Modular:** Cada capítulo é independente e pode ser lido separadamente dos outros.
- **Pesquisa Aprofundada:** Todos os capítulos são baseados em pesquisa minuciosa e são apoiados por referências científicas. Os dados mostrados nos diagramas servem para melhor visualização e são baseados em suposições, não nos dados fornecidos nas fontes. Uma lista abrangente de fontes e créditos de imagem pode ser encontrada no apêndice.
- **Terminologia Clara:** Termos técnicos sublinhados são explicados no glossário.
- **Resumos dos Capítulos:** No final de cada capítulo, você encontrará resumos concisos que fornecem uma visão geral dos pontos principais.
- **Recomendações Concretas:** Cada subcapítulo conclui com uma lista de conselhos específicos para ajudá-lo a colocar em prática o que aprendeu.

Materiais bônus adicionais em nosso site

Em nosso site, planejamos disponibilizar os seguintes materiais exclusivos:

- Conteúdo bônus e capítulos adicionais
- Um resumo geral compacto
- Uma versão em radionovela. (Em planejamento)

O site está atualmente em construção.

www.SaageBooks.com/pt/
dieta_metabolica_vegetariana-bonus-OIBAA

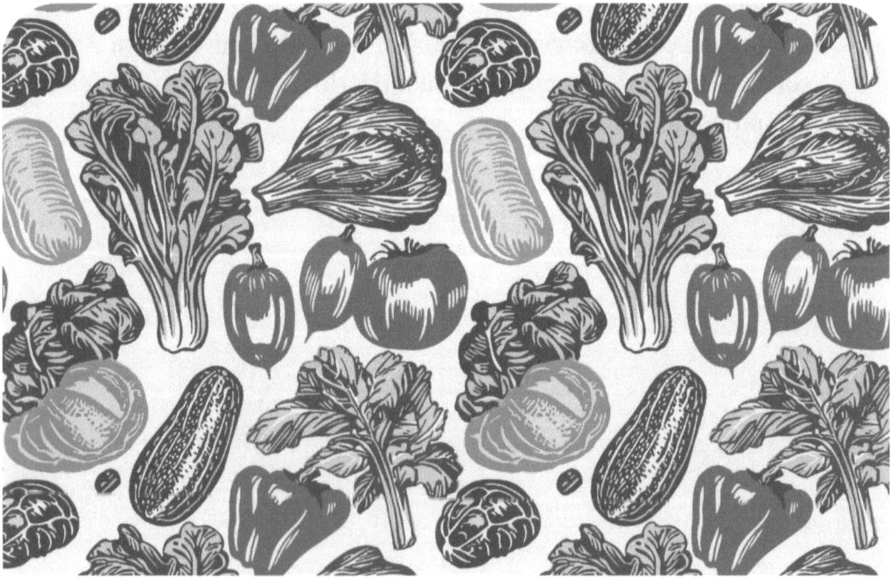

Índice

1. Fundamentos da Dieta Metabólica Vegetariana

Por que as dietas clássicas muitas vezes falham após pouco tempo? O metabolismo humano segue regras complexas que vão muito além de simples contagens de calorias. Uma alimentação exclusivamente à base de plantas oferece oportunidades especiais para a regulação natural do metabolismo. Os nutrientes adequados de fontes vegetais podem ajudar o corpo a otimizar seus processos metabólicos - sem hormônios artificiais ou produtos de origem animal. Neste capítulo, você descobrirá as bases científicas para o seu caminho pessoal em um programa metabólico eficaz à base de plantas.

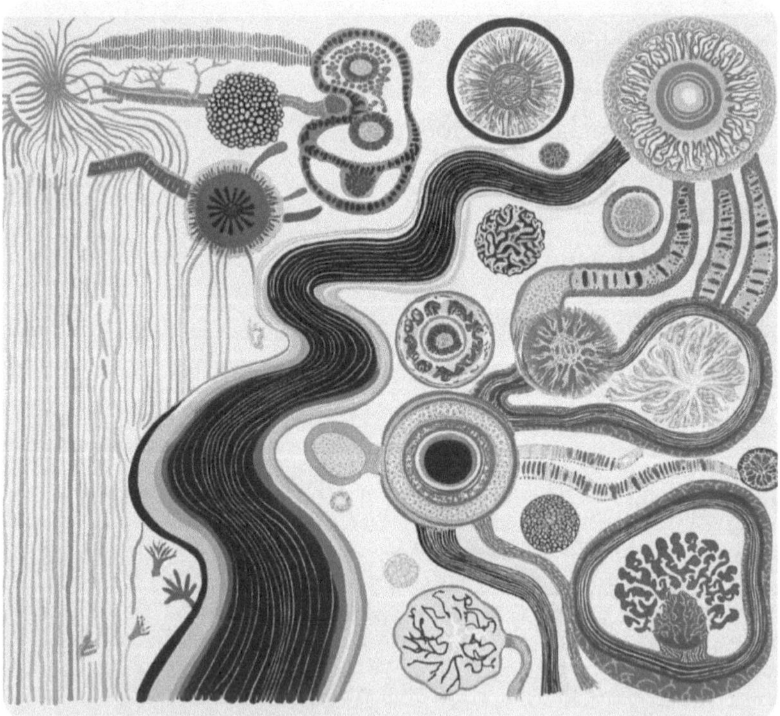

1. 1 Processos Metabólicos Biológicos

Os processos biológicos de metabolismo formam a base de qualquer dieta de metabolismo. Eles controlam a obtenção, armazenamento e utilização de energia, influenciando diretamente o peso e a composição corporal. Uma dieta vegetariana pode impactar positivamente esses processos através da ingestão de nutrientes específicos e da evitação de certos alimentos. No entanto, a complexidade do metabolismo também apresenta desafios. Compreenda os mecanismos subjacentes e otimize seu metabolismo – continue lendo!

Uma dieta vegetariana equilibrada, rica em fibras, antioxidantes, compostos vegetais secundários, ácidos graxos insaturados e iodo, apoia a ativação natural do metabolismo, a regulação hormonal e a função da tireoide, otimizando assim as funções metabólicas básicas.

Ativação Natural do Metabolismo

A ativação natural do metabolismo visa otimizar os processos corporais para a geração e utilização de energia. O metabolismo energético do cérebro, que depende principalmente de glicose e oxigênio, influencia as habilidades cognitivas. [s1] Substâncias Metabólicas podem reduzir danos neuronais, como os causados pela falta de oxigênio, e aumentar o desempenho cognitivo, especialmente em condições de baixa disponibilidade de glicose. [s1] Certas substâncias também apoiam a função mitocondrial e têm efeito neuroprotetor. [s1] O jejum, por sua vez, ativa reações celulares que reduzem o estresse oxidativo e inflamações, otimizam o metabolismo e melhoram a proteção celular. [s2] Isso resulta na cetogênese, uma mudança para corpos cetônicos como fonte de energia, especialmente quando as reservas de glicose do fígado estão esgotadas. [s2] O jejum também pode aumentar a sensibilidade à insulina e reduzir o estresse oxidativo. [s2] Uma dieta vegetariana, rica em fibras, antioxidantes e substâncias vegetais secundárias, pode ser utilizada terapeuticamente em casos de síndrome metabólica e doenças cardiovasculares. [s3] As fibras promovem a sensação de saciedade e melhoram a sensibilidade à insulina. [s3] Ácidos graxos insaturados, que são abundantes em alimentos vegetais, otimizam o perfil lipídico. [s3] A exclusão de carne vermelha e processada reduz o risco de síndrome metabólica e diabetes tipo 2. [s3] As vitaminas B9 (folato) e B12 (cobalamina) são essenciais para o metabolismo, especialmente para a metilação do DNA e a homeostase de aminoácidos e lipídios. [s4] A deficiência pode levar a distúrbios na síntese de DNA, inflamações e resistência à insulina. [s4] A suplementação com ambas as vitaminas pode reduzir os níveis de homocisteína e, assim, diminuir o risco de síndrome metabólica. [s4] A dieta também influencia as vias de desintoxicação. Vegetais crucíferos, frutas vermelhas, soja, alho e especiarias como açafrão podem promover a biotransformação e a eliminação de toxinas. [s5]

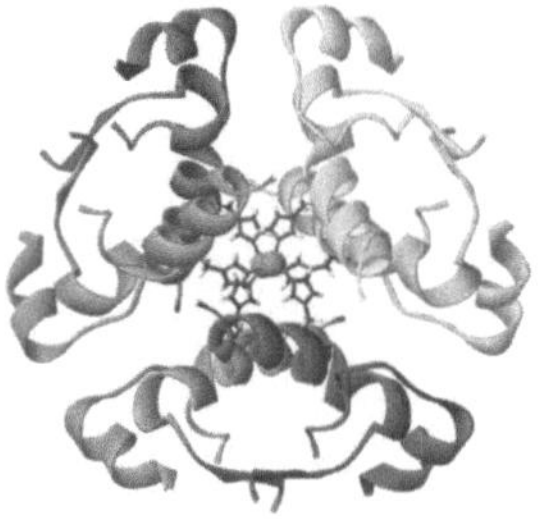

Insulina [i1]

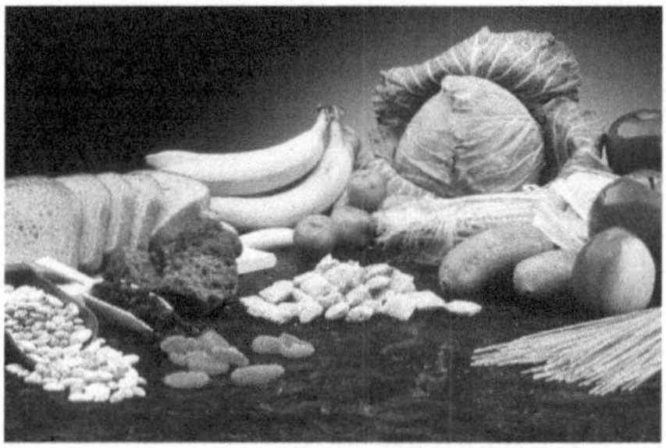

Fibra alimentar [i2]

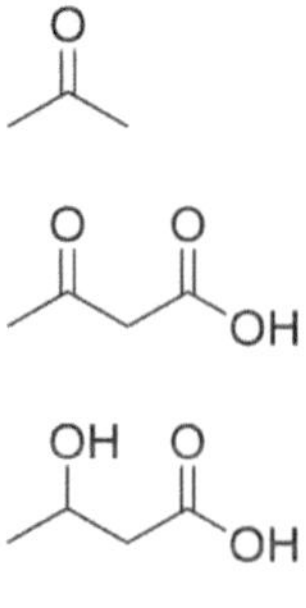

Corpos cetónicos [i3]

Bom saber

Ácidos Graxos Insaturados

São ácidos graxos essenciais que o corpo não pode produzir e devem ser obtidos através da alimentação. No contexto de uma dieta vegetariana, são importantes para a função celular e o metabolismo energético.

Biotransformação

É a conversão de substâncias no corpo, especialmente de substâncias estranhas e medicamentos. No contexto de uma dieta vegetariana, certos alimentos vegetais podem apoiar a biotransformação e a desintoxicação.

Substâncias Metabólicas

São substâncias que influenciam o metabolismo. No contexto de uma dieta vegetariana, certos compostos vegetais, como substâncias vegetais secundárias, podem desempenhar essa função e otimizar a geração e utilização de energia.

Substâncias Vegetais Secundárias

São substâncias bioativas que ocorrem em plantas e podem ter vários efeitos benéficos à saúde. Em uma dieta vegetariana, contribuem para o suporte do metabolismo e o fortalecimento do sistema imunológico.

Ativação da Taxa Metabólica

Aumento da taxa metabólica durante uma dieta vegetariana.

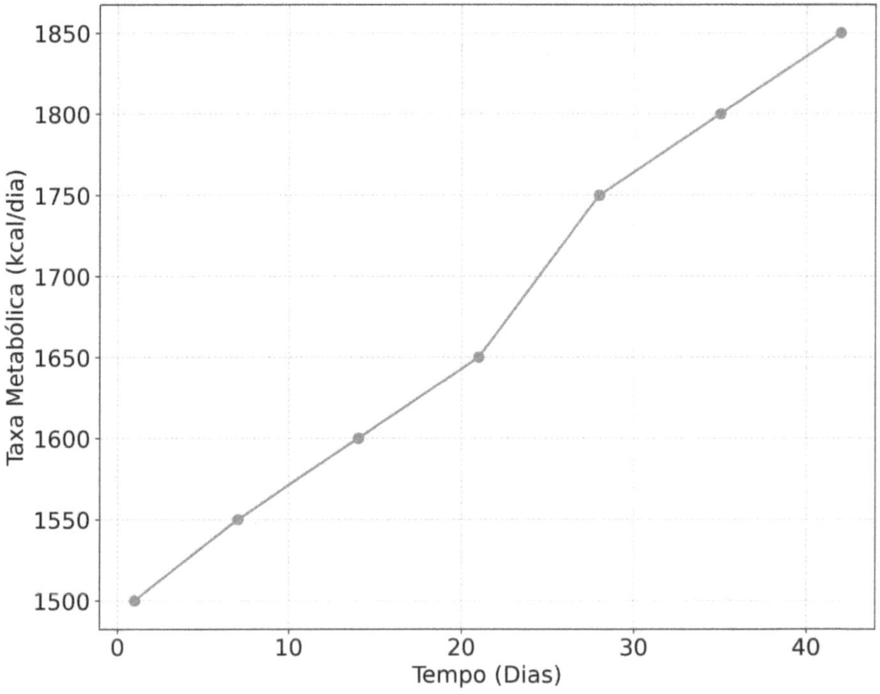

O gráfico mostra um aumento gradual da taxa metabólica ao longo do tempo, sugerindo uma resposta positiva à mudança na dieta. O platô inicial pode indicar um período de adaptação, seguido por uma aceleração sustentada do metabolismo, possivelmente devido ao aumento da absorção de nutrientes ou mudanças na microbiota intestinal.

Mecanismos Hormonais de Controle

Mecanismos hormonais de controle são complexos e estão intimamente ligados ao metabolismo. A ingestão de alimentos, ritmos circadianos e a flora intestinal influenciam esse ciclo regulatório. O ritmo circadiano, nosso relógio interno, controla a liberação de hormônios e influencia processos metabólicos. [s6] A sincronização da ingestão de alimentos com esses ritmos pode promover a saúde metabólica. [s6] Por exemplo, uma dieta vegetariana com horários de refeição regulares, alinhados à luz do dia, pode apoiar o ritmo circadiano natural. A flora intestinal também desempenha um papel importante. Ácidos graxos de cadeia curta (SCFAs), que são gerados pela degradação bacteriana de fibras no intestino, afetam o metabolismo energético. [s7] Eles influenciam o equilíbrio de gordura, açúcar e colesterol, servindo como fontes de energia ou moléculas sinalizadoras. [s7] Uma dieta vegetariana rica em fibras, com produtos integrais, vegetais e frutas, promove a formação desses SCFAs. O jejum, por sua vez, influencia diversos hormônios. A insulina e a glicose diminuem, enquanto o IGFBP1 aumenta, o que pode potencialmente proteger contra danos ao DNA. [s8] Ao mesmo tempo, aumentam adiponectina e ghrelin, que podem melhorar a sensibilidade à insulina e reduzir inflamações. [s8]

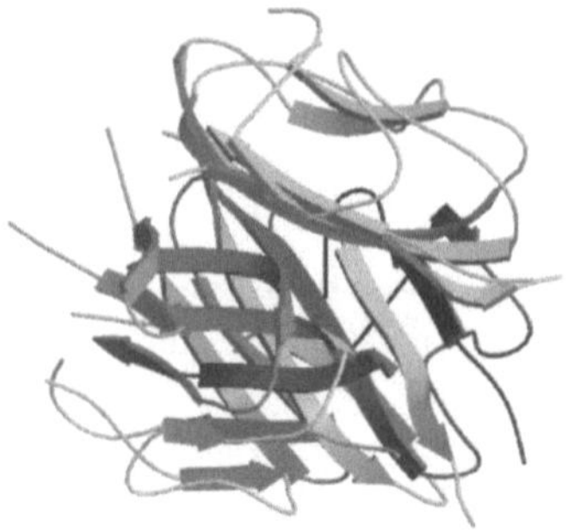

Adiponectina [i4]

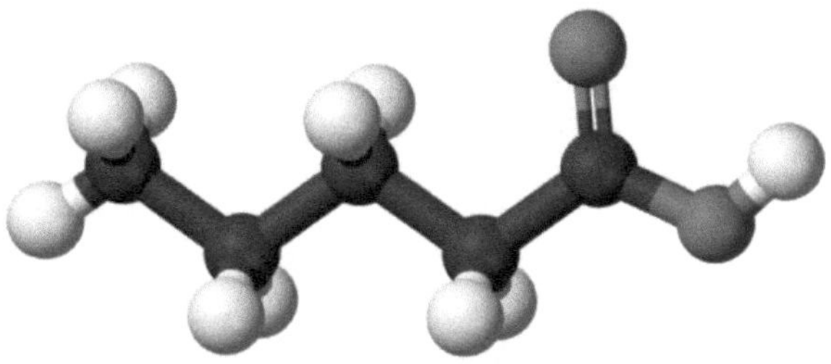

Ácidos graxos de cadeia curta [i5]

Bom saber

Adiponectina

A adiponectina é um hormônio produzido pelas células de gordura que melhora a sensibilidade à insulina. Em uma dieta vegetariana, a adiponectina pode ajudar a regular os níveis de açúcar no sangue e promover a queima de gordura.

Ghrelin

A ghrelin é um hormônio que regula o apetite. Em relação a uma dieta vegetariana, a ghrelin pode influenciar a sensação de fome e, assim, controlar a ingestão de calorias.

Ritmo Circadiano

O ritmo circadiano influencia a liberação de hormônios, a digestão e a absorção de nutrientes. Em uma dieta vegetariana, a adaptação das refeições ao ritmo natural do dia pode otimizar o metabolismo e apoiar a perda de peso.

Influência Hormonal no Metabolismo (Dieta Vegetariana)

Impacto hormonal nos processos metabólicos, categorizado por tipo de hormônio e efeito no metabolismo.

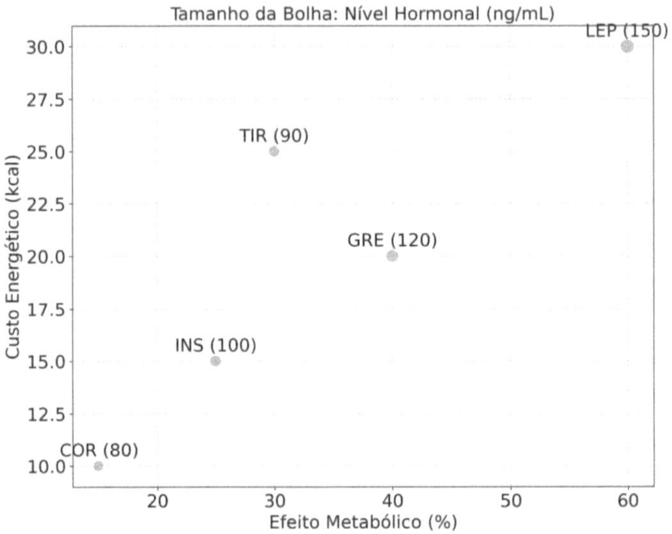

Blasengröße: Nível Hormonal (ng/mL)

COR: Cortisol

INS: Insulina

TIR: Tiroxina

GRE: Grelina

LEP: Leptina

O gráfico visualiza a interação dos hormônios e sua influência no metabolismo durante uma dieta vegetariana. Bolhas maiores indicam um efeito metabólico mais forte. Os hormônios relacionados à regulação do apetite parecem ter um impacto mais significativo em comparação com aqueles envolvidos na absorção de nutrientes, possivelmente sugerindo a adaptação do corpo à mudança na dieta. Os custos variáveis entre os tipos de hormônios podem representar o gasto energético associado a cada processo hormonal.

Funções Metabólicas Básicas

As funções metabólicas básicas abrangem todos os processos bioquímicos que ocorrem em nosso corpo para gerar, armazenar e utilizar energia. Esses processos são essenciais para o crescimento, reparo e manutenção de todas as funções corporais. O hormônio da tireoide (TH) desempenha uma função central de controle, regulando o metabolismo e atuando em vários órgãos, como cérebro, fígado, tecido adiposo e músculos. [s9] O TH influencia diretamente e indiretamente o metabolismo do colesterol e dos carboidratos e modula a sensibilidade à insulina do fígado. [s9] Uma dieta vegetariana equilibrada pode apoiar a função da tireoide, fornecendo iodo suficiente, um componente essencial do TH. Alimentos ricos em iodo, como algas, fucus e sal iodado, devem ser integrados à dieta para garantir uma produção ótima de TH. A interação do TH com outros receptores nucleares, como PPAR e LXR, desempenha um papel importante na regulação do metabolismo de lipídios e carboidratos. [s9] A produção de TH é controlada pelo eixo hipotálamo-hipófise-tireoide e modulada por sinais alimentares e hormonais. [s9] Ao regular o metabolismo basal e a termogênese adaptativa, o TH influencia o peso e a composição corporal. [s9] Uma dieta vegetariana rica em frutas, vegetais e grãos integrais pode contribuir para um peso corporal saudável, devido ao seu impacto positivo no metabolismo e na regulação hormonal. Além de uma dieta equilibrada, a atividade física regular pode estimular o metabolismo e apoiar a ação do TH. Combinando uma alimentação equilibrada e exercícios regulares, você pode otimizar suas funções metabólicas básicas e promover sua saúde geral.

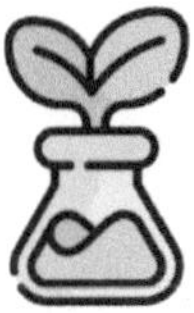

Bom saber

Eixo Hipotálamo-Hipófise-Tireoide

O eixo hipotálamo-hipófise-tireoide é um sistema complexo que controla a produção e liberação de hormônios tireoidianos. O hipotálamo e a hipófise no cérebro enviam sinais à tireoide para ajustar a produção de TH às necessidades do corpo. Uma dieta vegetariana equilibrada pode ajudar a manter esse eixo em equilíbrio.

Metabolismo

O metabolismo descreve a totalidade de todos os processos químicos no corpo que convertem nutrientes em energia e fornecem materiais para as células. Em uma dieta de metabolismo vegetariano, o metabolismo desempenha um papel central, pois a geração e utilização de energia a partir de alimentos vegetais deve ser otimizada.

Distribuição do Metabolismo de Macronutrientes (Vegetariano)

Metabolismo típico de macronutrientes em uma dieta vegetariana.

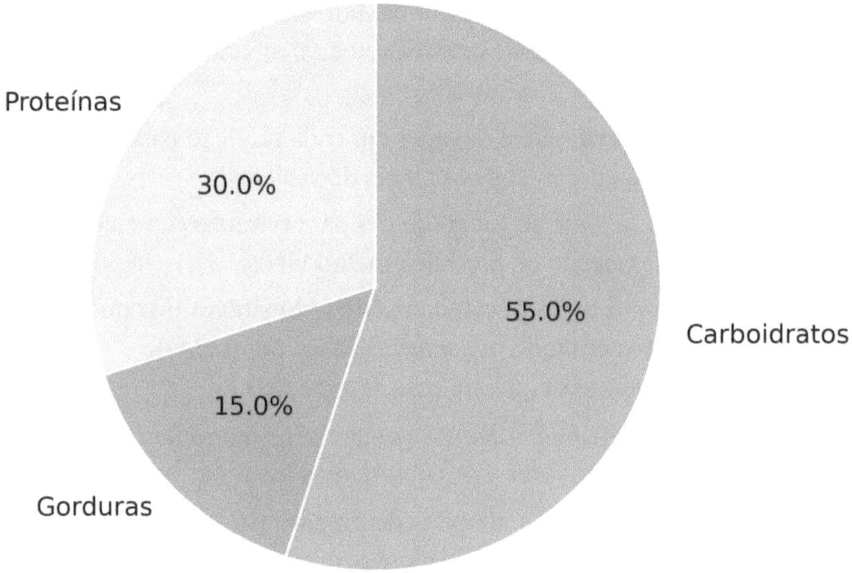

- CAR: Carboidratos
- FAT: Gorduras
- PRO: Proteínas

Os carboidratos representam uma parte substancial da produção de energia em uma dieta vegetariana, destacando a importância de carboidratos complexos de fontes como grãos integrais, frutas e vegetais. O metabolismo proteico contribui significativamente, mostrando o papel de fontes de proteína vegetal como leguminosas, nozes e sementes. O metabolismo das gorduras desempenha um papel vital, mas sua proporção pode ser menor em comparação com dietas com maior teor de produtos de origem animal. Essa distribuição enfatiza a necessidade de uma ingestão equilibrada de vários alimentos à base de plantas para garantir energia suficiente e o fornecimento de nutrientes essenciais.

Conselhos concretos

- Integre alimentos fermentados como chucrute ou kimchi em sua dieta vegetariana para promover a saúde intestinal e a absorção de nutrientes.
- Varie suas fontes de proteína, utilizando além de leguminosas, nozes, sementes e pseudocereais como quinoa ou amaranto, para garantir um perfil completo de aminoácidos.
- Coma conscientemente e devagar em cada refeição para apoiar a digestão e perceber melhor os sinais de saciedade.
- Beba água suficiente ao longo do dia para otimizar o metabolismo e promover a excreção de produtos metabólicos.
- Preste atenção à ingestão adequada de iodo através do consumo de alimentos ricos em iodo ou, se necessário, por meio de suplementação após consulta com seu médico.
- Incorpore exercícios regulares em sua rotina diária para estimular o metabolismo e melhorar a sensibilidade à insulina.
- Experimente diferentes métodos de preparo para os vegetais, a fim de aumentar a biodisponibilidade dos nutrientes, como por exemplo, branqueamento ou cozimento a vapor.
- Planeje suas refeições com antecedência para garantir que você consuma todos os nutrientes importantes em quantidade suficiente e evite ataques de fome.
- Crie uma atmosfera relaxante durante as refeições para promover a digestão e reduzir o estresse.
- Reflita regularmente sobre seus hábitos alimentares e ajuste-os conforme suas necessidades e objetivos individuais.

1. 2 Particularidades da Nutrição Vegetal

Uma cura metabólica vegetariana requer conhecimento aprofundado sobre as particularidades da alimentação à base de plantas. Esta seção destaca a composição ideal da ingestão de nutrientes, considera os possíveis desafios, como a cobertura das necessidades de proteínas e micronutrientes, e apresenta caminhos para a otimização da digestão. Uma cura metabólica bem-sucedida baseia-se em um metabolismo funcional – descubra aqui como apoiá-lo de forma ideal com uma dieta à base de plantas.

Uma alimentação vegetal variada ao longo do dia garante que o corpo receba todos os macronutrientes e micronutrientes necessários, mesmo que algumas fontes de proteína vegetal sejam limitadas em certos aminoácidos essenciais.

Fontes de Proteína Vegetal

A proteína vegetal é essencial em uma dieta vegetariana para a construção e manutenção dos tecidos corporais. Ao contrário dos produtos de origem animal, as fontes vegetais geralmente contêm menos ácidos graxos saturados e colesterol, mas mais fibras e diversos micronutrientes [s10] [s11]. Leguminosas como lentilhas, grão-de-bico e feijões, produtos de soja como tofu e tempeh, bem como nozes, sementes e grãos integrais fornecem quantidades consideráveis de proteína. A qualidade da proteína das fontes vegetais é determinada pela sua composição de aminoácidos e digestibilidade [s12]. Enquanto as proteínas animais fornecem todos os aminoácidos essenciais em quantidade suficiente, as fontes vegetais podem ser limitadas em alguns aminoácidos. Não é necessário combinar todos os aminoácidos essenciais em cada refeição [s13]. Uma dieta variada ao longo do dia garante que o corpo receba todos os blocos de construção necessários. Por exemplo, quem integra regularmente diferentes leguminosas, grãos e nozes em seu plano alimentar geralmente atende suas necessidades sem problemas. A combinação de proteínas vegetais com proteínas animais – como ocorre em uma dieta ovo-lacto-vegetariana – pode aumentar os efeitos anabólicos e promover a síntese de proteínas musculares [s12]. As técnicas de processamento também influenciam a biodisponibilidade e digestibilidade da proteína vegetal [s14]. Assim, a digestibilidade da proteína de produtos de soja é maior em comparação com outras fontes vegetais [s15]. Uma dieta vegetariana rica em proteínas vegetais e fibras pode ter efeitos positivos no metabolismo [s16] [s17]. Ela pode melhorar a sensibilidade à insulina e, assim, reduzir o risco de diabetes tipo 2 [s10] [s11] [s17]. Além disso, pode contribuir para a prevenção da acidose metabólica devido à menor carga ácida [s18]. Os níveis de lipídios no sangue também podem ser positivamente influenciados pelas proteínas vegetais, reduzindo o risco de doenças cardiovasculares [s11]. Uma dieta

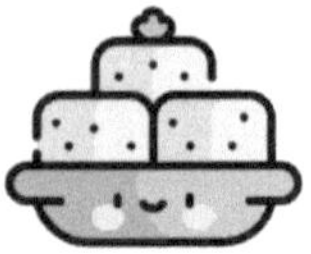

vegetariana bem planejada fornece todos os macronutrientes e micronutrientes necessários [s11]. Em uma dieta vegana, no entanto, é aconselhável a suplementação de certos nutrientes, como vitamina B12 e D [s15].

Bom saber

Acidose Metabólica

A acidose metabólica é uma acidificação do corpo. Uma dieta vegetariana rica em frutas e vegetais pode ajudar a evitar essa acidificação e manter o equilíbrio ácido-base, o que é importante para o sucesso de uma dieta de metabolismo.

Aminoácidos Essenciais

Aminoácidos essenciais são aqueles que o corpo não pode produzir e, portanto, devem ser obtidos através da alimentação. No contexto de uma dieta vegetariana, é importante garantir a ingestão adequada desses aminoácidos essenciais para apoiar o metabolismo de forma ideal.

Micronutrientes

Micronutrientes como vitaminas e minerais são essenciais para o metabolismo e a produção de energia. Uma dieta vegetariana deve incluir micronutrientes suficientes para fornecer ao corpo o suporte ideal.

Sensibilidade à Insulina

A sensibilidade à insulina descreve quão bem o corpo responde ao hormônio insulina. Uma maior sensibilidade à insulina pode ser promovida por uma dieta vegetariana e é importante para manter níveis saudáveis de açúcar no sangue e um metabolismo equilibrado.

Teor de proteína em alimentos vegetais

Teor de proteína por 100g

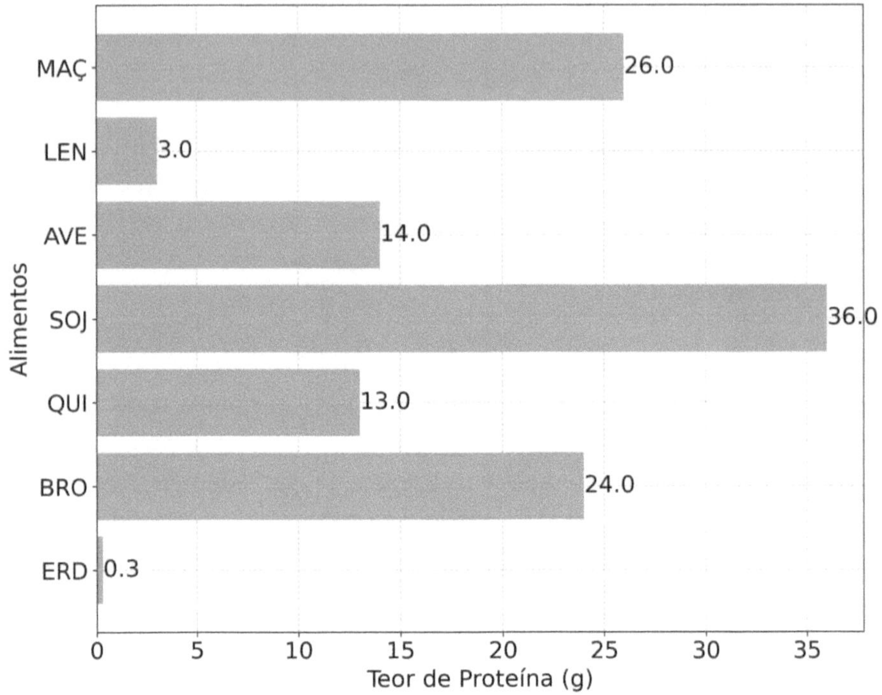

AVE: Aveia

ERD: Amendoim

MAÇ: Maçã

SOJ: Soja

BRO: Brócolis

LEN: Lentilhas

QUI: Quinoa

Soja, amendoim e lentilhas têm o maior teor de proteína e, portanto, são componentes valiosos de uma dieta vegetariana. Produtos de grãos, como aveia e quinoa, também oferecem quantidades consideráveis de proteína. Vegetais e frutas, por outro lado, contêm relativamente pouca proteína.

Nutrientes Essenciais

Além das proteínas, o organismo necessita de uma série de outros nutrientes que devem ser obtidos através de uma dieta vegetariana. mikronaehrstoffe como vitaminas e minerais desempenham um papel crucial em várias funções corporais. Enquanto uma dieta baseada em plantas é rica em muitas vitaminas, minerais e sekundaeren_pflanzenstoffen [s19], alguns nutrientes encontrados em produtos de origem animal podem estar presentes em menor quantidade ou serem absorvidos de forma menos eficiente pelo corpo [s20]. A vitamina B12, que ocorre principalmente em alimentos de origem animal, é um exemplo disso. Para evitar deficiências, os vegetarianos devem suplementar a vitamina B12, especialmente em dietas veganas [s21]. A vitamina D, que o corpo pode produzir através da exposição ao sol, também pode ser suplementada em caso de exposição solar insuficiente ou pele de cor mais escura [s22]. Minerais como ferro e zinco estão presentes em alimentos vegetais, mas sua biodisponibilidade é menor do que a proveniente de fontes animais. A absorção pode ser melhorada por meio de combinações inteligentes no cardápio. Por exemplo, a vitamina C, abundante em frutas cítricas ou pimentões, aumenta a absorção de ferro de fontes vegetais. Fitatos, que ocorrem em produtos integrais e leguminosas, podem inibir a absorção de zinco. O molho e a germinação de leguminosas e grãos reduzem o teor de fitato e, assim, melhoram a disponibilidade de zinco. O cálcio, importante para ossos e dentes, está presente em alimentos vegetais como vegetais de folhas verdes escuras, tofu e produtos de leite vegetal enriquecidos. Ácidos graxos ômega-3, especialmente EPA e DHA, que ocorrem predominantemente em peixes gordurosos, podem ser obtidos em uma dieta vegetariana através de óleo de algas ou óleo de linhaça [s20]. Uma dieta equilibrada e variada com uma variedade de alimentos vegetais, como leguminosas, grãos integrais, vegetais, frutas, nozes e sementes [s23], ajuda a atender às

necessidades da maioria dos nutrientes e a aproveitar os benefícios de uma dieta baseada em plantas, como um risco reduzido de doenças crônicas [s24].

Distribuição de Macronutrientes (Exemplo de Dieta Vegetariana)

Exemplo de distribuição de macronutrientes para uma dieta vegetariana.

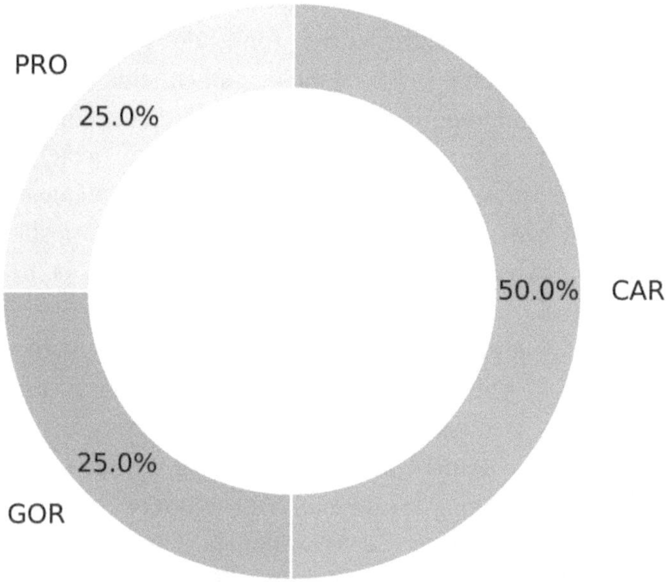

- CAR: Carboidratos
- GOR: Gorduras
- PRO: Proteínas

Este gráfico ilustra uma possível distribuição de macronutrientes para uma dieta vegetariana balanceada. A maior porcentagem de carboidratos reflete a dependência de alimentos à base de plantas. A ingestão adequada de proteínas pode ser alcançada por meio de diversas fontes, como legumes, tofu e nozes. Gorduras saudáveis de fontes como abacates, nozes e sementes também são componentes importantes.

Otimização da Digestão

Uma digestão ideal é essencial para o bem-estar e a absorção de nutrientes. A dieta à base de plantas, rica em fibras e polifenóis, promove uma flora intestinal diversificada, que tem efeitos positivos sobre a saúde [s25]. Essa diversidade inclui, entre outros, bactérias que produzem butirato, um ácido graxo de cadeia curta que serve como fonte de energia para as células intestinais e possui propriedades anti-inflamatórias [s25]. Uma alimentação vegetal equilibrada apoia o crescimento de bactérias intestinais benéficas e, ao mesmo tempo, reduz a presença de bactérias prejudiciais [s26]. Assim, contribui para uma flora intestinal saudável, que, por sua vez, influencia positivamente a digestão, o sistema imunológico e o equilíbrio das bactérias intestinais [s26]. Probióticos, microorganismos vivos, e prebióticos, componentes alimentares não digeríveis que promovem o crescimento de bactérias benéficas, podem adicionalmente apoiar a saúde intestinal. Quem enriquece seu iogurte com sementes de linhaça ou chia consome simultaneamente probióticos (do iogurte) e prebióticos (das sementes), apoiando assim a flora intestinal de duas maneiras. Através da seleção e combinação cuidadosa de alimentos, é possível otimizar a digestão e promover a saúde.

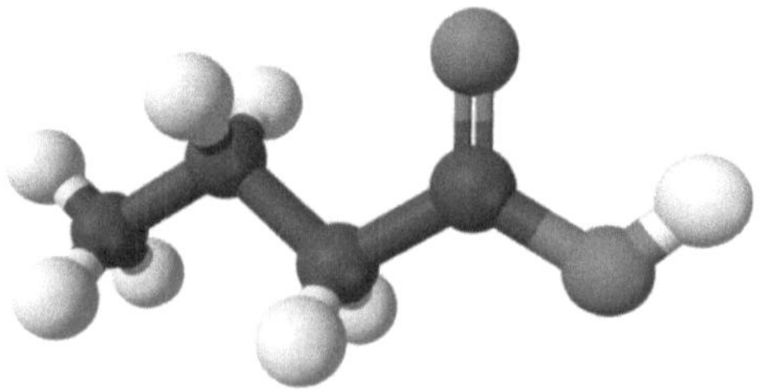

Butirato [i6]

Bom saber

Polifenóis

Substâncias vegetais secundárias que ocorrem em muitos alimentos vegetais e possuem propriedades antioxidantes, que podem ser benéficas para uma dieta de otimização do metabolismo.

Prebióticos

Componentes alimentares não digeríveis (por exemplo, inulina, amido resistente) que promovem o crescimento e a atividade de bactérias benéficas no intestino. Eles podem aumentar a eficácia de uma dieta de otimização do metabolismo vegetariana.

Probióticos

Microorganismos vivos (por exemplo, no iogurte, chucrute) que influenciam positivamente a flora intestinal e podem apoiar a digestão e a absorção de nutrientes durante uma dieta de otimização do metabolismo vegetariana.

Eficiência Digestiva em uma Dieta Baseada em Plantas

Melhora da digestão ao longo do tempo em uma dieta metabólica vegetariana.

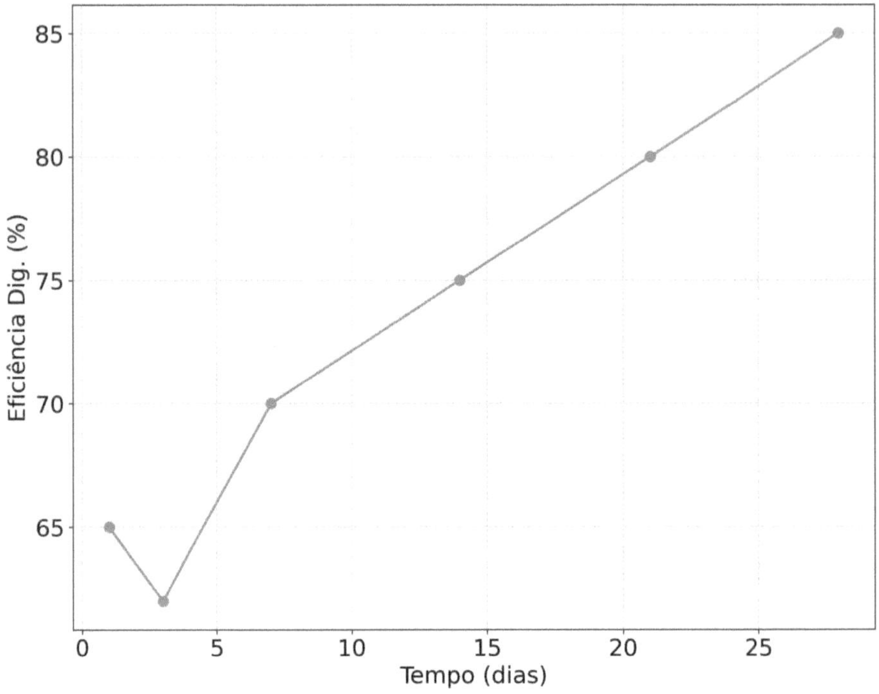

O gráfico ilustra uma tendência geral de aumento da eficiência digestiva ao longo do tempo. Os ajustes iniciais podem levar a pequenas flutuações, mas o padrão geral sugere que o corpo se adapta à dieta baseada em vegetais, resultando em melhor absorção de nutrientes e menos desconforto digestivo.

Conselhos concretos

- Aumente a ingestão de proteínas a partir de leguminosas, deixando-as de molho durante a noite antes de cozinhar e descartando a água do molho.
- Combine grãos e leguminosas não apenas em uma refeição, mas também ao longo do dia, para otimizar a absorção de proteínas.
- Descubra a variedade de brotos: os brotos contêm nutrientes concentrados e enzimas que apoiam a digestão e o metabolismo.
- Rotacione suas fontes de proteína vegetal semanalmente para garantir que você receba todos os aminoácidos essenciais e descubra novos sabores.
- Integre regularmente algas à sua dieta para melhorar a ingestão de iodo e ácidos graxos ômega-3, por exemplo, adicionando folhas de nori a saladas ou sopas.
- Beba chá verde com suas refeições ricas em ferro para inibir a absorção de ferro não heme de fontes vegetais e evitar a sobrecarga.
- Experimente produtos de soja fermentados, como miso ou natto, para enriquecer sua flora intestinal com novas cepas bacterianas e melhorar a digestibilidade das proteínas.
- Prepare suas refeições com óleos vegetais ricos em nutrientes, como óleo de linhaça, óleo de cânhamo ou óleo de nozes, para aumentar sua ingestão de ácidos graxos ômega-3.
- Seque ervas do seu próprio jardim ou varanda e use-as como um complemento aromático e nutritivo para seus pratos.

1. 3 Otimização Metabólica sem Hormônios

Uma otimização bem-sucedida do metabolismo é possível sem suporte hormonal. Esta seção da dieta metabólica vegetariana explora estratégias naturais para melhorar a função metabólica, incluindo o jejum intermitente e a seleção direcionada de alimentos vegetais. Ambas as abordagens apresentam desafios e, ao mesmo tempo, oferecem grande potencial para sucessos sustentáveis. Descubra como ativar seu metabolismo de forma natural e fortalecer sua saúde a longo prazo.

Uma dieta vegetariana, combinada com o jejum intermitente, oferece efeitos sinérgicos para a otimização do metabolismo, promovendo a queima de gordura, melhorando a sensibilidade à insulina e apoiando os processos de desintoxicação, sem a necessidade de recorrer a hormônios.

Otimização Metabólica sem HCG

A otimização metabólica sem HCG no contexto de uma dieta vegetariana concentra-se em métodos naturais para melhorar a função metabólica. Uma abordagem é o jejum intermitente, que não se baseia na redução de calorias, mas sim no controle temporal da ingestão de alimentos. Ao alternar entre fases de alimentação e jejum, o corpo ajusta seu metabolismo, passando do uso de glicose como fonte de energia para a queima de ácidos graxos e cetonas [s27]. Assim, o jejum intermitente pode promover a queima de gordura e melhorar a sensibilidade à insulina, o que pode ter efeitos positivos no peso e na saúde metabólica [s27]. Diferentes métodos, como jejum alternado ou alimentação em janelas de tempo (por exemplo, o método 16/8, onde se jejua por 16 horas e se come por 8 horas), podem mostrar efeitos na saúde metabólica [s27]. Uma dieta vegetariana, especialmente vegana, também oferece potencial para a otimização metabólica. O alto teor de fibras em alimentos vegetais promove a saciedade e melhora a sensibilidade à insulina [s28]. Ao mesmo tempo, uma dieta vegana reduz a ingestão de ácidos graxos saturados, presentes em produtos de origem animal, e aumenta a ingestão de ungesaettigten_fettsaeuren. Essa mudança no perfil de ácidos graxos pode ter efeitos positivos no perfil lipídico e, assim, no risco de doenças cardiovasculares [s28]. A exclusão de carne, especialmente carne vermelha e processada, também contribui para a redução do risco de síndrome metabólica e diabetes tipo 2 [s28]. Além disso, uma dieta vegana é rica em antioxidantes e substâncias anti-inflamatórias, que podem apoiar a saúde cardiovascular [s28]. Uma dieta vegana bem planejada pode, assim, servir como uma ferramenta terapêutica para combater a síndrome metabólica e reduzir o risco de doenças cardiovasculares [s28]. Estudos de longo prazo sobre a eficácia e segurança do jejum intermitente são necessários [s27].

Bom saber

Jejum Intermitente

No jejum intermitente, os períodos de alimentação e jejum se alternam. Este método pode ajustar o metabolismo para a queima de gordura e, assim, contribuir para a perda de peso, sem reduzir a ingestão total de calorias. Em combinação com uma dieta vegetariana, isso pode ser especialmente eficaz.

Saúde Cardiovascular

A saúde cardiovascular refere-se à saúde do coração e dos vasos sanguíneos. Uma dieta saudável, exercício regular e um estilo de vida saudável são importantes para a saúde cardiovascular.

Saúde Metabólica

A saúde metabólica refere-se ao estado ideal dos processos metabólicos no corpo. Indicadores de boa saúde metabólica incluem, entre outros, pressão arterial saudável, níveis de açúcar no sangue e colesterol, bem como um índice de massa corporal (IMC) normal. Uma dieta vegetariana e o jejum intermitente podem influenciar positivamente a saúde metabólica.

Substâncias Anti-inflamatórias

Substâncias anti-inflamatórias são compostos que podem reduzir inflamações no corpo. Inflamações crônicas desempenham um papel em muitas doenças, e uma dieta rica em substâncias anti-inflamatórias pode contribuir para a saúde.

Substâncias Ativas Vegetais

Substâncias ativas vegetais oferecem uma ampla gama de possibilidades para influenciar positivamente o metabolismo. Além das já mencionadas fibras e ungesaettigten_fettsaeuren, outras substâncias bioativas em alimentos vegetais são relevantes para a atividade metabólica. Assim, os fitoquímicos secundários, como descrito em [s29], com suas propriedades antioxidantes e anti-inflamatórias, promovem a saúde. Eles protegem as células do estresse oxidativo e podem contribuir para a prevenção de doenças crônicas [s29]. Outro aspecto importante é a modulação das vias de desintoxicação por meio de alimentos vegetais [s30]. As enzimas da fase I e II do metabolismo são influenciadas por certos componentes, o que promove a excreção de substâncias tóxicas e produtos do metabolismo [s30]. A ativação da via de sinalização Nrf2, um regulador central dos mecanismos de proteção celular, por substâncias vegetais aumenta a produção de antioxidantes e enzimas de desintoxicação [s30]. Isso melhora a proteção contra influências nocivas e apoia a desintoxicação natural do corpo. Além disso, certos fitoquímicos podem estimular a produção de uma proteína que se liga a metais tóxicos, facilitando sua excreção [s30]. Para aproveitar ao máximo os efeitos positivos das substâncias ativas vegetais, você deve diversificar sua dieta e integrar diferentes tipos de frutas e vegetais em seu plano alimentar. Brócolis, espinafre e frutas vermelhas, por exemplo, são ricos em antioxidantes e, assim, apoiam a saúde celular.

Bom saber

Doenças Crônicas

Doenças crônicas podem impactar negativamente o metabolismo. Uma dieta de metabolismo vegetariano, combinada com um estilo de vida saudável, pode ajudar a reduzir o risco de doenças crônicas e melhorar o metabolismo a longo prazo.

Fibras

Fibras, especialmente as solúveis, podem influenciar positivamente o metabolismo, retardando a digestão, estabilizando os níveis de açúcar no sangue e promovendo a saciedade. Isso pode ajudar a evitar desejos excessivos e controlar a ingestão de calorias em uma dieta de metabolismo vegetariano.

Fitoquímicos Secundários

Fitoquímicos secundários, como flavonoides e carotenoides, atuam como antioxidantes e protegem as células do estresse oxidativo. No contexto de uma dieta de metabolismo vegetariano, podem ajudar a reduzir inflamações que podem impactar negativamente o metabolismo e promover a saúde geral.

Vias de Desintoxicação

Vias de desintoxicação são os processos no corpo responsáveis pela excreção de substâncias tóxicas e produtos do metabolismo. Uma dieta de metabolismo vegetariano pode apoiar essas vias e promover a desintoxicação natural do corpo.

Concentrações de Ingredientes Ativos

Concentração de ingredientes ativos de plantas

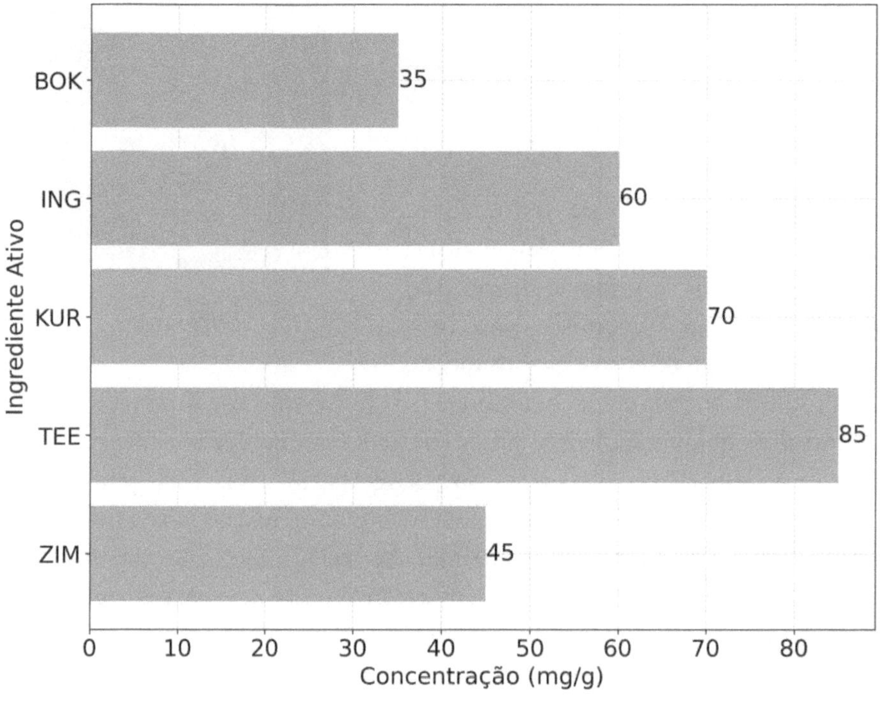

BOK: Feno-Grego
ING: Gengibre
KUR: Cúrcuma
TEE: Chá Verde
ZIM: Canela

O gengibre apresenta a maior concentração de compostos ativos, seguido pela cúrcuma e pelo chá verde. O feno-grego e a canela mostram concentrações moderadas, indicando diferentes níveis de potência. A seleção destes ingredientes ativos em uma cura metabólica pode oferecer efeitos sinérgicos para a otimização do metabolismo.

Processos Enzimáticos

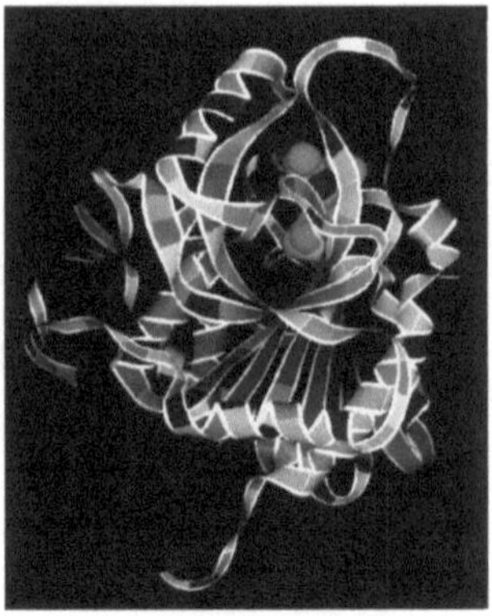

Enzima [i8]

As enzimas são essenciais para inúmeros processos metabólicos. Elas aceleram reações bioquímicas ao reduzir a energia de ativação necessária. No contexto de uma dieta vegetariana, as enzimas estão envolvidas, entre outras coisas, na digestão, na absorção de nutrientes e na produção de energia. As enzimas da Fase I e II do metabolismo são influenciadas por certos compostos vegetais, o que promove a eliminação de produtos metabólicos e toxinas [s31]. Assim, os alimentos podem tanto inibir quanto induzir a atividade das enzimas de desintoxicação – o efeito específico depende da dose [s31]. Fatores genéticos e influências ambientais também podem afetar a reação aos alimentos e sua influência nos processos enzimáticos [s31]. Além de seu papel na desintoxicação, as enzimas também estão envolvidas na reprogramação epigenética [s32]. Fatores ambientais, como dieta e exercício, influenciam a atividade gênica sem alterar a sequência de DNA [s32]. Uma ingestão adequada de doadores de grupos metila através da alimentação é importante para a metilação do DNA e a expressão gênica, especialmente na fase de desenvolvimento [s32]. O exercício pode provocar modificações epigenéticas que estão associadas a uma melhor sensibilidade à insulina e a uma redução da inflamação [s32]. A combinação de dieta e exercício atua sinergicamente na modulação epigenética e pode contribuir para a prevenção de doenças metabólicas [s32]. Os micronutrientes também estão envolvidos em processos enzimáticos. Minerais como magnésio, zinco, cobre, ferro e selênio são componentes de enzimas ou influenciam sua atividade [s33]. A deficiência desses minerais pode prejudicar várias funções imunológicas e aumentar a suscetibilidade a infecções [s33]. Uma dieta variada e baseada em plantas, com leguminosas, nozes e grãos integrais, pode garantir a ingestão desses minerais importantes. As vitaminas do complexo B atuam como coenzimas em várias reações enzimáticas do metabolismo celular – tanto na área catabólica quanto na anabólica [s34]. Elas estão envolvidas na síntese e no metabolismo de aminoácidos, ácidos graxos e outras moléculas bioativas [s34]. A deficiência de vitaminas B pode levar a um aumento da concentração de homocisteína, que está associada a doenças cardiovasculares e neurodegenerativas [s34]. Como as vitaminas B são transportadas ativamente através da barreira hematoencefálica e sua concentração no cérebro é rigorosamente regulada, elas são particularmente relevantes para a função cerebral [s34]. Portanto, uma ingestão adequada dessas vitaminas através de grãos integrais, vegetais de folhas verdes e leguminosas pode apoiar o desempenho cognitivo.

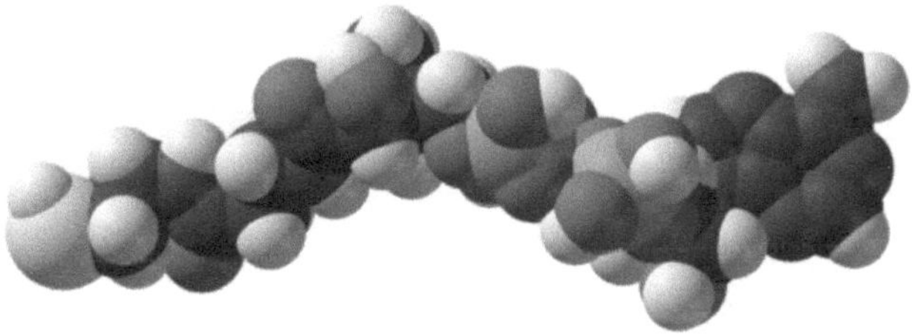

Coenzima [i7]

Bom saber

Barreira Hematoencefálica

A barreira hematoencefálica é uma barreira de proteção entre a corrente sanguínea e o cérebro, que regula o transporte de substâncias para o cérebro. As vitaminas B podem atravessar essa barreira.

Energia de Ativação

A energia de ativação é a quantidade de energia necessária para iniciar uma reação química. As enzimas reduzem essa energia, tornando os processos metabólicos mais eficientes.

Reprogramação Epigenética

A reprogramação epigenética descreve a alteração da atividade gênica por influências ambientais, como dieta e exercício, sem alterar a sequência de DNA. Isso pode influenciar o metabolismo.

Atividade Enzimática no Metabolismo Vegetariano

Atividade enzimática relacionada à absorção de nutrientes e eficiência metabólica em uma dieta vegetariana.

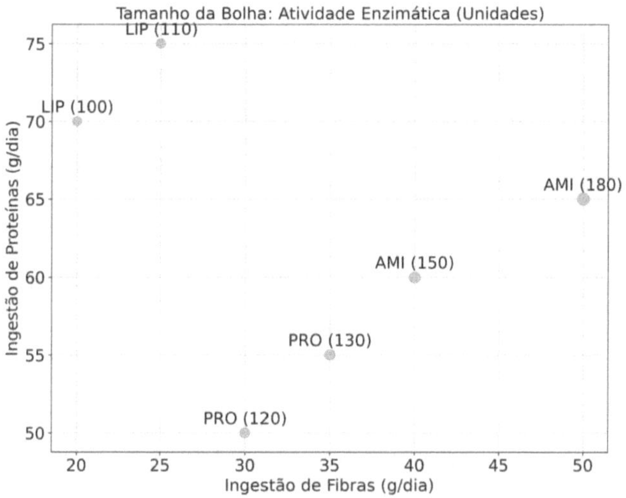

Blasengröße: Atividade Enzimática (Unidades)

- AMI: Amilase
- LIP: Lipase
- PRO: Protease

Maior ingestão de fibras se correlaciona com o aumento da atividade da amilase, enquanto a menor ingestão de proteínas pode levar a uma ligeira redução da atividade da protease, embora níveis adequados sejam mantidos para uma digestão eficiente. A atividade da lipase permanece relativamente constante em diferentes níveis de ingestão de gordura em uma dieta vegetariana, indicando um metabolismo eficiente das gorduras. No geral, os dados sugerem uma resposta enzimática equilibrada, facilitando a utilização eficiente de nutrientes em um contexto metabólico vegetariano.

Conselhos concretos

- Refine seus pratos com especiarias como cúrcuma, gengibre e canela para estimular a termogênese e ativar o metabolismo.
- Integre substâncias amargas de dente-de-leão, alcachofra ou chicória em sua dieta para apoiar a função hepática e a digestão de gorduras.
- Beba pela manhã um copo de água morna com suco de limão para estimular suavemente o metabolismo e preparar a digestão.
- Massageie seu abdômen no sentido horário para estimular a atividade intestinal e aliviar desconfortos digestivos.
- Alterar diariamente entre duchas frias e quentes para impulsionar a circulação e o metabolismo.
- Respire profundamente várias vezes ao dia, enchendo o abdômen, para melhorar a oxigenação das células e ativar o metabolismo.
- Passe tempo diariamente na natureza para reduzir o estresse e apoiar o ritmo natural do seu corpo.
- Experimente diferentes tipos de jejum, como o jejum 5:2 ou o jejum intermitente, para encontrar o método ideal para você.
- Aproveite os efeitos positivos do frio, consumindo bebidas frias ou mergulhando as mãos em água fria para estimular a queima de gordura.
- Promova a saúde intestinal consumindo alimentos prebióticos como cebolas, alho e topinambur, que apoiam o crescimento de bactérias intestinais benéficas.

Revisão - 1. Fundamentos da Dieta Metabólica Vegetariana

Uma dieta metabólica vegetariana que estimula o metabolismo de forma natural oferece oportunidades promissoras para melhorar sua saúde e bem-estar. A chave está em otimizar os processos corporais de produção e utilização de energia, sem recorrer ao HCG. Vários fatores desempenham um papel crucial, desde a escolha das fontes adequadas de proteína vegetal e a garantia de uma nutrição suficiente até a otimização da digestão e o uso direcionado de compostos vegetais. Ao considerar esses aspectos, você pode estruturar sua dieta metabólica de forma eficaz e alcançar resultados sustentáveis.

Um passo importante é a integração de uma variedade de fontes de proteína vegetal em seu plano alimentar. Leguminosas, produtos de soja, nozes, sementes e grãos integrais oferecem proteínas valiosas e micronutrientes essenciais. Preste atenção a uma dieta variada para garantir que você receba todos os aminoácidos essenciais. Especialmente em uma dieta vegana, a suplementação de vitamina B12 e, se necessário, vitamina D é indispensável. Para melhorar a absorção de ferro de fontes vegetais, combine alimentos ricos em ferro com alimentos ricos em vitamina C. A imersão e a germinação de leguminosas e grãos reduzem o teor de fitato e melhoram a disponibilidade de zinco. Através da escolha e combinação consciente de alimentos, você pode otimizar sua nutrição e apoiar sua dieta metabólica de forma ideal.

A saúde intestinal desempenha um papel central em uma dieta metabólica eficaz. Uma alimentação rica em fibras vegetais promove uma flora intestinal diversificada, que melhora a digestão e a absorção de nutrientes. Integre probióticos, como iogurte ou chucrute, e prebióticos, como sementes de linhaça ou sementes de chia, em seu plano alimentar para apoiar o crescimento de bactérias intestinais benéficas. O jejum intermitente também pode contribuir para a otimização do metabolismo, estimulando a queima de gordura e melhorando a sensibilidade à insulina. Experimente diferentes métodos de jejum para encontrar a variante que melhor se adapta a você e integre-a em sua rotina diária.

Compostos vegetais, como fitonutrientes, oferecem oportunidades adicionais para influenciar positivamente seu metabolismo. Eles têm propriedades antioxidantes e anti-inflamatórias e podem contribuir para a prevenção de doenças crônicas. Integre uma ampla variedade de frutas e vegetais em sua dieta para se beneficiar dos diferentes compostos ativos. Preste atenção a uma ingestão adequada de micronutrientes, especialmente minerais como magnésio, zinco e selênio, bem como vitaminas do complexo B, que são essenciais para processos enzimáticos e para a função cerebral. Ao combinar uma dieta vegetariana equilibrada com exercícios regulares e um estilo de vida saudável, você pode estruturar sua dieta metabólica com sucesso e melhorar sua saúde de forma sustentável.

Uma dieta metabólica vegetariana baseada em métodos naturais oferece a você a chance de alinhar seu corpo e fortalecer sua saúde de dentro para fora. Com as estratégias certas e um estilo de vida consciente, você pode otimizar seus processos metabólicos, aumentar seu bem-estar e alcançar seus objetivos. Comece hoje mesmo e experimente os efeitos positivos de uma ativação metabólica natural!

2. Implementação Prática

Como integrar com sucesso uma dieta vegetariana de metabolismo no dia a dia? A mudança na alimentação requer um planejamento cuidadoso e estruturas claras, para que o novo estilo de vida possa se tornar uma rotina. Desde a preparação matinal até o encerramento noturno, desenvolve-se uma rotina harmoniosa que considera tanto o corpo quanto a mente. Com as ferramentas certas e uma abordagem sistemática, nada impede o sucesso - vamos explorar juntos os diferentes componentes.

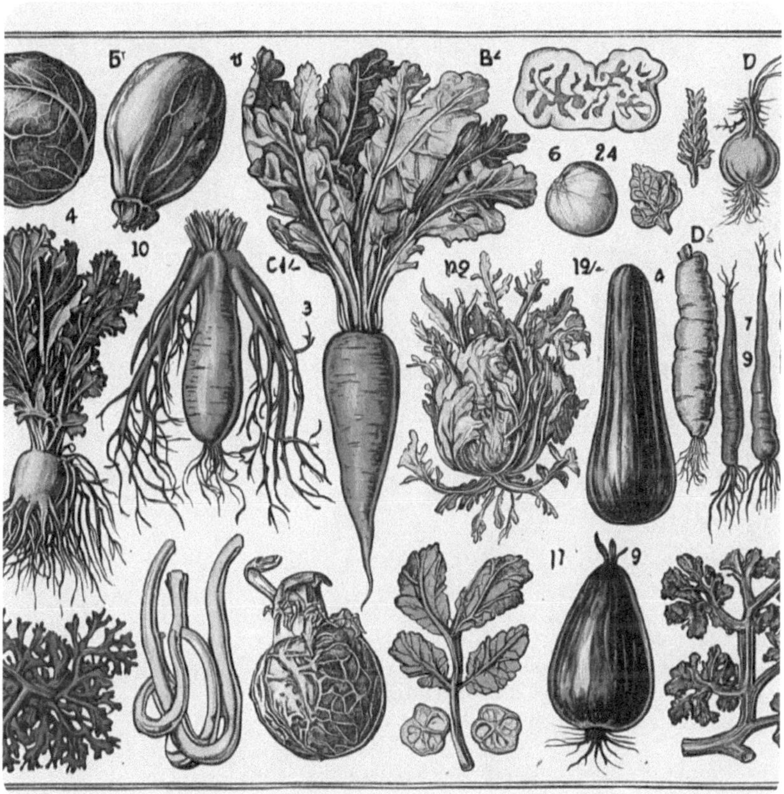

2. 1 Fase Preparatória

Uma bem-sucedida dieta vegetariana de metabolismo requer uma boa preparação. A adequada equipagem da cozinha, uma lista de compras bem pensada e um plano semanal estruturado são essenciais para enfrentar desafios como a falta de tempo, ataques de fome ou compras impulsivas não saudáveis. Esta fase estabelece a base para uma implementação tranquila e sucessos sustentáveis. Prepare-se da melhor forma e comece sua dieta vegetariana de metabolismo com força!

Uma boa preparação é a base de uma bem-sucedida dieta de metabolismo.

Equipamentos de Cozinha

Para uma bem-sucedida dieta vegetariana de metabolismo, a correta equipagem da cozinha é útil. Um liquidificador potente facilita a preparação de smoothies verdes e sopas cremosas. Vários tábuas de corte de tamanhos diferentes evitam a transferência de sabores, como de cebolas para frutas. Um conjunto de facas bem equipado com diferentes lâminas – como uma faca de chef, uma faca de legumes e uma faca de descascar – permite um trabalho preciso e eficiente. Recipientes herméticos de alta qualidade são indispensáveis para armazenar refeições e lanches preparados. [s35] Assim, por exemplo, ao cozinhar lentilhas, você pode preparar diretamente o pacote inteiro e congelar metade das sobras. [s35] Um vaporera permite a preparação suave de vegetais, preservando vitaminas e nutrientes. Uma balança de cozinha também é recomendável para manter o controle das porções. - Utensílios adicionais, como um cortador espiral para macarrão de legumes, um mixer para sopas e molhos, e diferentes copos e colheres de medição, são úteis. Com a preparação correta dos equipamentos de cozinha, você economiza tempo e facilita a implementação da dieta vegetariana de metabolismo. Assim, você também pode preparar maiores quantidades de leguminosas, deixando-as de molho, como grão-de-bico, por 24 horas e depois cozinhando, adicionando o sal apenas no final. [s35] Lembre-se de usar água suficiente – pelo menos 3 xícaras de água para cada xícara de leguminosas – e deixar as leguminosas cozidas escorrer bem antes de armazená-las nos recipientes herméticos preparados. [s35]

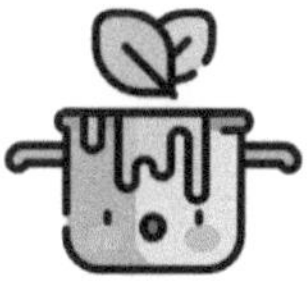

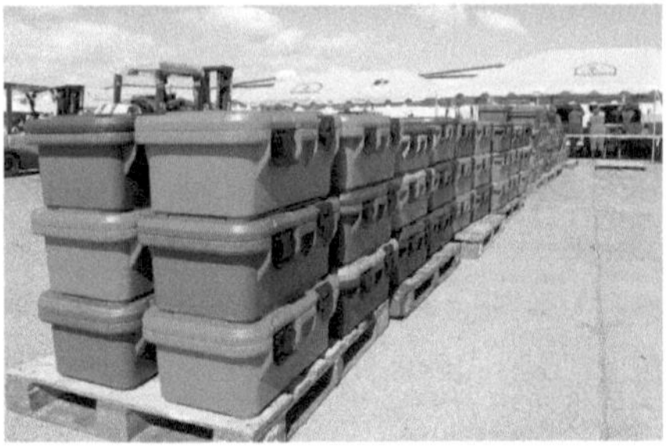

Recipiente para alimentos [i9]

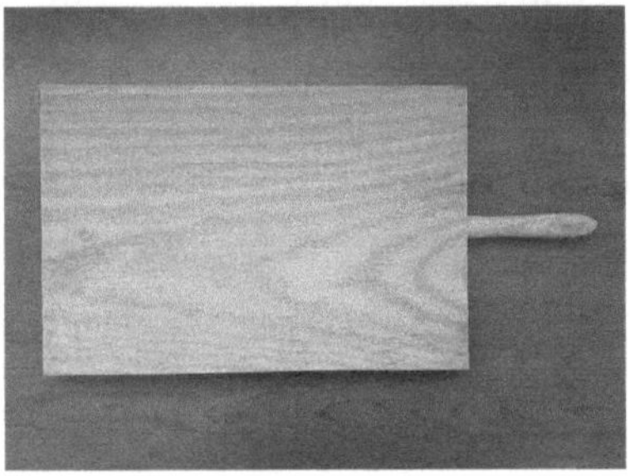

tábua de cortar [i10]

Bom saber

Leguminosa

Leguminosas como lentilhas, grão-de-bico e feijões são ricas em proteínas vegetais e fibras, que são importantes para uma digestão saudável e um nível de açúcar no sangue estável. Na fase de preparação, podem ser cozidas e congeladas em porções para economizar tempo.

Smoothie

Smoothies verdes são ideais na fase de preparação para fornecer ao corpo vitaminas e minerais importantes e estimular o metabolismo. Podem ser preparados, por exemplo, com folhas verdes, frutas e fontes de proteína vegetal como sementes de cânhamo.

Custos de Equipamentos de Cozinha para uma Dieta Metabólica Vegetariana

Descrição dos custos de equipamentos essenciais de cozinha.

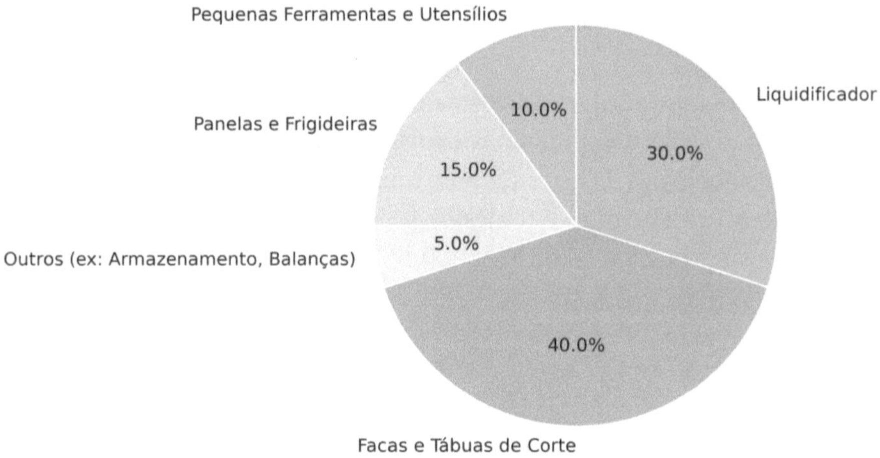

FAT: Facas e Tábuas de Corte

OUT: Outros (ex: Armazenamento, Balanças)

PEF: Pequenas Ferramentas e Utensílios

LIQ: Liquidificador

PAN: Panelas e Frigideiras

Facas e tábuas de corte representam uma parte significativa do investimento inicial, destacando a importância de ferramentas de qualidade para preparar produtos frescos. Investir em um bom liquidificador também é fundamental para esse tipo de dieta, provavelmente para fazer smoothies e sopas. Pequenos eletrodomésticos e ferramentas compõem o custo restante, mostrando que, embora ferramentas diversas sejam úteis, o investimento principal está nos equipamentos básicos de preparação.

Lista de Compras

Uma lista de compras bem elaborada é a base para uma bem-sucedida dieta vegetariana de metabolismo. Ela previne compras por impulso e permite uma gestão ideal dos estoques, economizando tempo e dinheiro. Comece fazendo um inventário de seus suprimentos para evitar compras duplicadas desnecessárias. Em seguida, anote todos os alimentos necessários para a duração planejada da dieta. Estruture sua lista por categorias de alimentos – como frutas, legumes, leguminosas, produtos de grãos, nozes e sementes, laticínios e alternativas vegetais – para facilitar as compras e manter uma visão geral. Considere as receitas que você deseja preparar durante a dieta. Se, por exemplo, você planeja uma receita com quinoa, verifique se você ainda tem o suficiente no armário ou se precisa adicioná-la à lista de compras. Inclua também alimentos para lanches saudáveis, como nozes sem sal, para prevenir crises de fome. Uma lista de compras bem planejada ajuda você a seguir seu plano alimentar e a implementar a dieta com sucesso. Ao fazer compras, preste atenção a produtos sazonais e regionais, pois estes costumam ser mais frescos e nutritivos. Prefira alimentos não processados e leia atentamente os rótulos dos ingredientes para identificar açúcares ocultos ou aditivos indesejados. Planeje suas compras de forma que você possa adquirir produtos

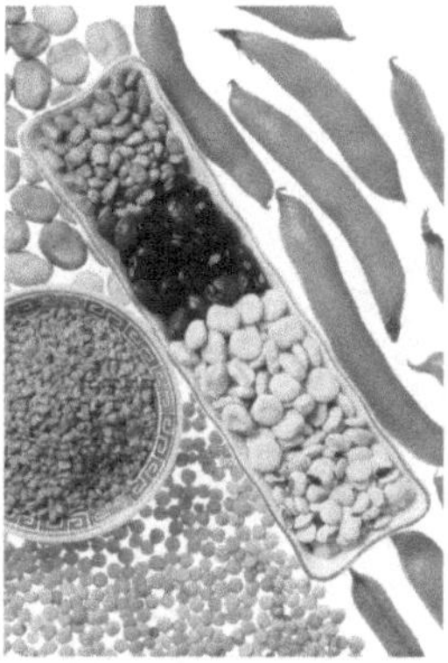

Leguminosas [i11]

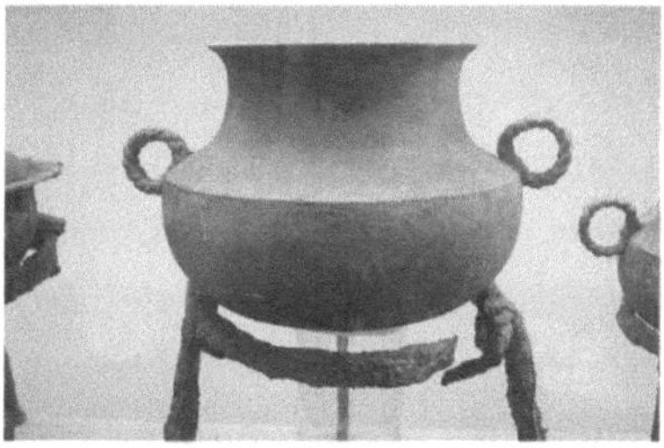

Utensílios de cozinha [i12]

frescos, como frutas vermelhas ou folhas verdes, várias vezes por semana para garantir a máxima frescura. Anote também utensílios de cozinha necessários que facilitem o preparo, como especiarias especiais ou um bom óleo para suas saladas. Com uma lista de compras bem organizada e estruturada, você cria as melhores condições para uma dieta vegetariana de metabolismo bem-sucedida e sem estresse. Não se esqueça de atualizar a lista regularmente e adaptá-la às suas necessidades individuais. Assim, se você perceber que precisa de mais alimentos ricos em proteínas, pode adicioná-los de forma direcionada. Uma lista de compras flexível e dinâmica é uma ferramenta valiosa para otimizar sua alimentação e alcançar seus objetivos. Utilize aplicativos de listas de compras digitais ou crie um modelo que você possa usar e adaptar repetidamente. Assim, você não apenas economiza tempo, mas também mantém sempre uma visão geral dos alimentos e utensílios de cozinha necessários. A lista de compras é, portanto, um passo importante na fase de preparação da sua dieta vegetariana de metabolismo e contribui significativamente para o sucesso. Considere também as opções de armazenamento dos seus alimentos. Por exemplo, não compre grandes quantidades de frutas delicadas se você não tiver espaço suficiente na geladeira. Planeje suas compras de acordo e prefira compras menores e regulares para garantir a frescura e qualidade dos seus alimentos.

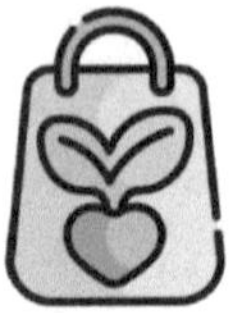

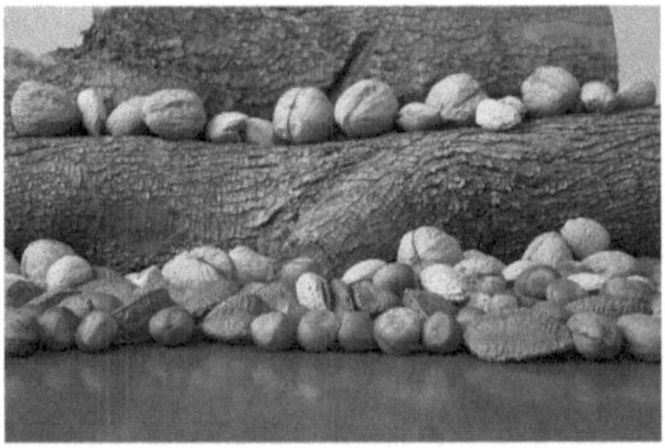

Nozes [i13]

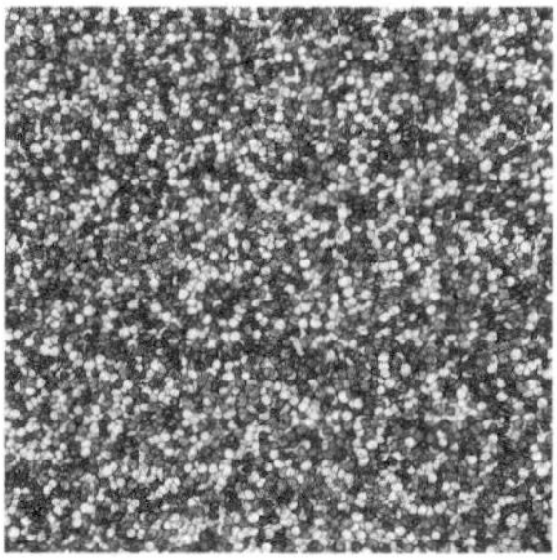

Quinoa [i14]

Bom saber

Aditivos

Aditivos são substâncias artificiais ou naturais adicionadas aos alimentos para alterar suas propriedades. Na fase de preparação da dieta vegetariana de metabolismo, alimentos com aditivos devem ser evitados para preparar o corpo de forma ideal para a mudança alimentar.

Alimentos Não Processados

Alimentos não processados são naturais e não contêm aditivos artificiais. Na fase de preparação da dieta vegetariana de metabolismo, os alimentos não processados formam a base para uma alimentação saudável e apoiam a função natural do metabolismo.

Crises de Fome

Crises de fome são um problema comum, especialmente no início de uma mudança alimentar. Na fase de preparação da dieta vegetariana de metabolismo, lanches saudáveis como nozes ou vegetais podem ajudar a evitar essas crises e manter a motivação.

Quinoa

A quinoa é um pseudocereal sem glúten, rico em proteínas vegetais e todos os nove aminoácidos essenciais. É excelente como base para diversos pratos na fase de preparação de uma dieta vegetariana de metabolismo, pois sacia por muito tempo e fornece ao corpo nutrientes importantes.

Kosten Grundzutaten

Preisvergleich vegetarischer Grundnahrungsmittel

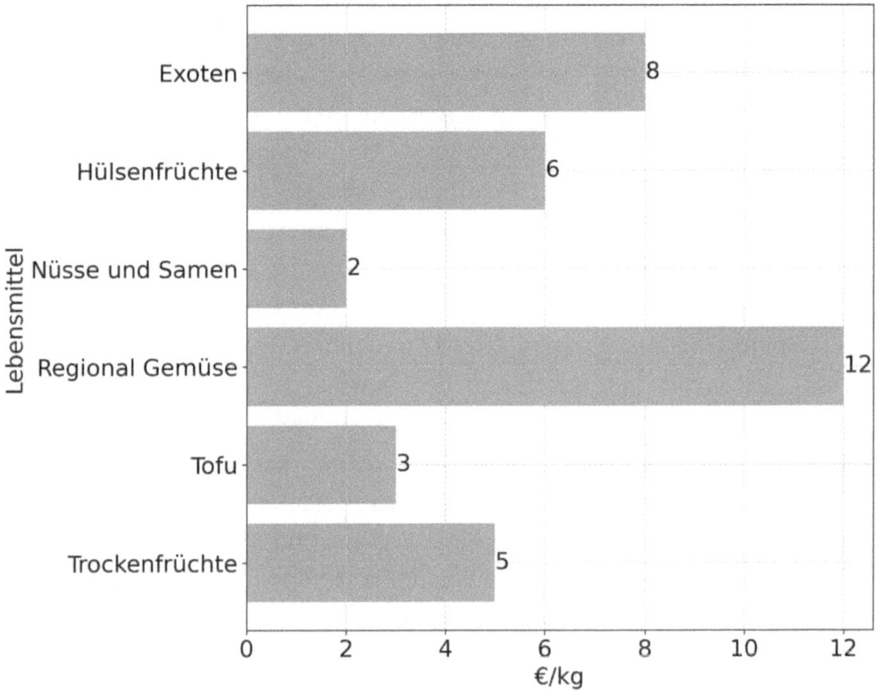

EXO: Exoten
HÜL: Hülsenfrüchte
TOF: Tofu
GEM: Regional Gemüse
NÜS: Nüsse und Samen
TRO: Trockenfrüchte

Tofu und Hülsenfrüchte bilden die günstigste Proteinbasis. Nüsse, Samen und Trockenfrüchte sind teurer, bieten aber eine hohe Nährstoffdichte. Regionales Gemüse ist im Vergleich zu Exoten preiswerter.

Plano Semanalung

Um planejamento semanal bem pensado é a chave para uma bem-sucedida dieta vegetariana. Ele estrutura o processo, minimiza decisões espontâneas que podem comprometer o sucesso da dieta e simplifica a implementação diária. Comece idealmente criando um plano semanal para suas refeições. Liste para cada dia o café da manhã, o almoço e o jantar, bem como os lanches planejados. Isso proporciona uma visão clara dos alimentos necessários e facilita a organização das suas compras. Um planejamento preciso também reduz o desperdício de alimentos, pois você compra apenas o que realmente precisa. Integre em seu plano semanal horários fixos para o preparo das refeições. Assim, você garante que, apesar do estresse do dia a dia, terá tempo suficiente para cozinhar refeições saudáveis. Como estudos demonstram, um planejamento detalhado com diretrizes concretas aumenta a adesão às normas dietéticas. [s36] Registre os horários de cozimento planejados como compromissos em seu calendário. Isso ajuda a proteger e priorizar esses momentos. Pense em quais pratos você gostaria de preparar em quais dias, levando em consideração o tempo necessário e suas preferências pessoais. Um prato que leva mais tempo para ser preparado, como uma lasanha de legumes, é ideal para o fim de semana, enquanto pratos rápidos, como uma salada com tofu grelhado, são perfeitos para os dias de semana. Anote também em quais dias você irá cozinhar e porcionar maiores quantidades para se preparar para os dias seguintes. Assim, você economiza tempo e garante que sempre haja uma refeição saudável disponível. Adicione ao seu planejamento semanal horários fixos para exercícios e relaxamento. Atividades esportivas e períodos de descanso adequados apoiam o metabolismo e promovem o bem-estar geral durante a dieta.

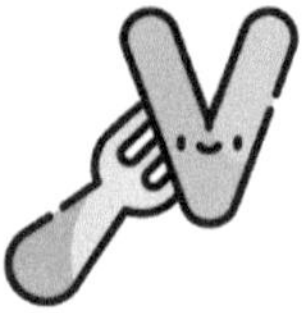

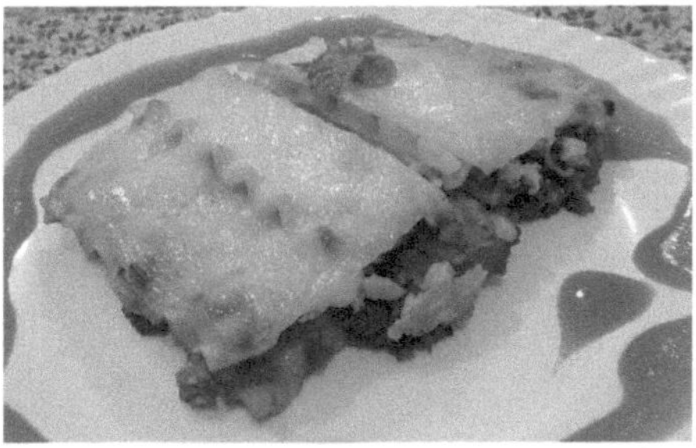

Lasanha de legumes [i15]

Bom saber

Lanches

Pequenas refeições saudáveis entre as refeições principais, que mantêm o metabolismo ativo e previnem ataques de fome. Na fase de preparação, são planejados e integrados ao plano semanal.

Plano Semanal

Um plano detalhado para toda a semana, que inclui todas as refeições, compras, horários de cozimento e atividades esportivas. Serve como um guia para a fase de preparação e ajuda a implementar a dieta com sucesso.

Refeições

As refeições planejadas dentro da dieta vegetariana, que são definidas na fase de preparação. Elas consistem em café da manhã, almoço, jantar e lanches, com foco em alimentos vegetais.

Dieta

No contexto da dieta, dieta refere-se a uma mudança alimentar com o objetivo de estimular o metabolismo e apoiar a redução de peso. É temporária e baseada em alimentos vegetarianos.

Tempo de Preparação Semanal de Refeições (Dieta Metabólica Vegetariana)

Alocação de tempo para preparar as refeições.

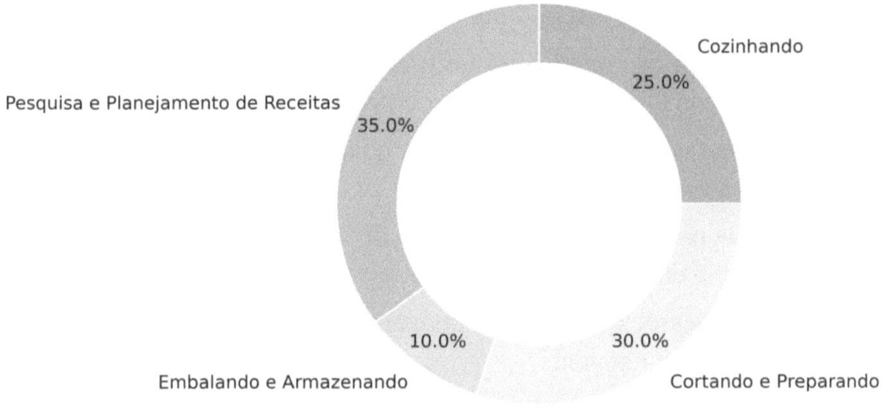

COR: Cortando e Preparando
COZ: Cozinhando
EMB: Embalando e Armazenando
PES: Pesquisa e Planejamento de Receitas

A maior parte do tempo é dedicada à pesquisa e planejamento de receitas, destacando a importância de encontrar receitas vegetarianas adequadas para uma dieta metabólica. Picar e preparar os ingredientes leva uma quantidade significativa de tempo, sugerindo que habilidades eficientes com facas e organização são essenciais. O tempo de cozimento em si é relativamente menor, possivelmente devido à escolha de receitas de cozimento rápido otimizadas para a dieta. Embalar e armazenar, embora seja a tarefa mais curta, ainda é essencial para a conveniência de pegar e levar ao longo da semana.

Conselhos concretos

- Adquira recipientes de cores diferentes para as refeições do dia.
- Crie uma área na sua cozinha especificamente para a preparação das suas refeições da dieta.
- Rotule seus recipientes de armazenamento não apenas com o conteúdo, mas também com a data de preparo.
- Elabore uma tabela com os tempos de cozimento dos seus legumes favoritos para facilitar o planejamento.
- Pendure imagens inspiradoras de pratos saudáveis na sua cozinha.
- Separe todos os ingredientes necessários para uma receita antes de começar a cozinhar, para acelerar o processo.
- Invista em um vaso de ervas de alta qualidade para ter ervas frescas sempre à mão.
- Crie uma playlist com suas músicas favoritas para tornar a preparação das suas refeições mais relaxante.
- Combine sessões de culinária com amigos ou familiares para se motivarem mutuamente.
- Visite um mercado local de agricultores para descobrir ingredientes frescos e regionais para a sua dieta.
- Desenvolva um sistema próprio para aproveitar sobras e evitar o desperdício de alimentos.
- Recompense-se após uma preparação bem-sucedida com um banho relaxante ou um bom livro.
- Documente suas preparações fotograficamente para visualizar seu progresso e recarregar a motivação.

2. 2 Rotina Diária

A estrutura adequada das refeições influencia significativamente o sucesso da sua dieta vegetariana para otimização do metabolismo. A frequência, os intervalos, a regularidade e o timing das refeições afetam diretamente a absorção de nutrientes, a saciedade e a regulação do peso. Hábitos alimentares inadequados podem levar à deficiência de nutrientes, desejos intensos e ganho de peso. A otimização da rotina diária, incluindo tamanhos de porções e distribuição de calorias, representa um desafio, mas ao mesmo tempo oferece um enorme potencial para a otimização do metabolismo. Um plano bem elaborado ajuda a estabelecer hábitos alimentares saudáveis e a fornecer energia de forma ideal ao corpo. Descubra a seguir como você pode estruturar sua rotina de forma eficaz e implementar sua dieta para o metabolismo com sucesso.

Um cronograma diário estruturado com refeições regulares na primeira metade do dia, espaço suficiente entre as refeições e uma janela de alimentação limitada (por exemplo, 12 horas) otimiza o metabolismo e apoia a regulação do peso em uma dieta vegetariana de otimização do metabolismo.

Estrutura das Refeições

A estrutura das suas refeições influencia seu metabolismo e seu peso. Aspectos como frequência, intervalos, regularidade e horário das refeições afetam a absorção de nutrientes e a qualidade da alimentação [s37]. Pular refeições está associado a uma menor ingestão de nutrientes [s37], portanto, é aconselhável ter uma alimentação regular. Planeje suas refeições com antecedência para consumir alimentos variados e ricos em nutrientes ao longo do dia [s38]. Considere o tempo de preparo; muitos pratos podem ser preparados rapidamente [s38]. A ingestão calórica é individual e deve ser ajustada com um médico ou nutricionista [s38]. A distribuição temporal das calorias desempenha um papel importante [s39] [s40]. Concentre a ingestão calórica na primeira metade do dia [s39] e faça a última refeição algumas horas antes de dormir [s39] [s40]. Comer tarde, especialmente à noite, aumenta o risco de ganho de peso [s40]. Uma maior ingestão de energia à noite está associada a um maior risco de sobrepeso, enquanto um almoço mais cedo pode reduzir esse risco [s40]. A eficiência do metabolismo varia ao longo do dia, sendo menor à noite [s40]. Hormônios da fome e saciedade também seguem um ritmo diário, influenciado pelas refeições [s40]. A duração total da ingestão de alimentos não deve exceder 12 horas [s39]. Por exemplo, quem toma café da manhã às 8 horas deve fazer a última refeição até, no máximo, às 20 horas. A alimentação em janelas de tempo pode ser uma estratégia para perda de peso [s40] e um jantar mais cedo resulta em uma maior perda de peso em comparação a um jantar tardio [s40]. O número de refeições por dia também pode ser relevante. Mais de quatro refeições por dia estão associadas a um menor risco de obesidade abdominal [s41]. Um café da manhã abundante, que representa mais de 25% da ingestão diária de energia, pode aumentar o risco de obesidade abdominal [s41]. Um almoço cedo, antes das 14 horas, com uma ingestão moderada de energia (máximo de 35% da energia diária) tem um efeito positivo na prevenção da obesidade abdominal [s41].

Bom saber

Absorção de Nutrientes

Em uma dieta vegetariana para otimização do metabolismo, a correta absorção de nutrientes é crucial para o sucesso. Através de uma rotina diária estruturada com refeições planejadas, é possível garantir a adequada ingestão de vitaminas, minerais e oligoelementos.

Horário

O horário correto das refeições desempenha um papel importante na dieta vegetariana para otimização do metabolismo. Ao distribuir suas refeições estrategicamente ao longo do dia, você pode otimizar seu metabolismo e apoiar efetivamente seus objetivos de perda de peso. Um ritmo equilibrado de ingestão de alimentos e pausas promove a queima de gordura e o ganho muscular.

Obesidade Abdominal

A obesidade abdominal, também conhecida como adiposidade abdominal, é uma forma de obesidade em que o tecido adiposo se acumula predominantemente na região abdominal. No contexto de uma dieta vegetariana para otimização do metabolismo, evitar a obesidade abdominal é um objetivo importante, pois está associada a um aumento do risco de várias doenças metabólicas. Através de uma alimentação adequada e uma rotina diária estruturada, é possível reduzir o risco de obesidade abdominal.

Exemplo de Estrutura de Refeição Vegetariana para Otimização Metabólica

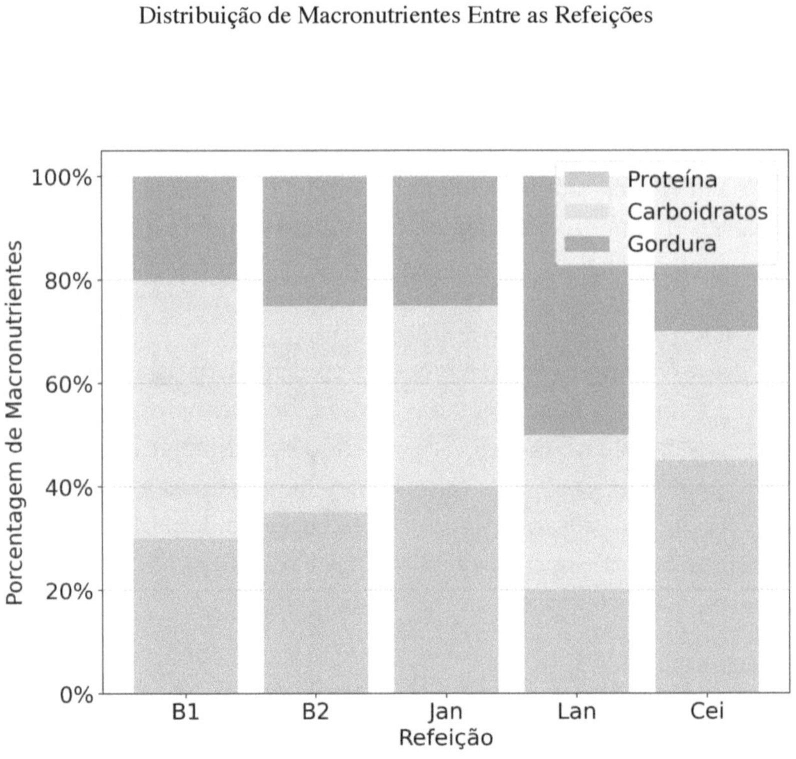

B1: Café da Manhã 1

B2: Café da Manhã 2

Cei: Jantar

Jan: Almoço

Lan: Lanche

Este gráfico demonstra uma abordagem equilibrada para o tempo das refeições vegetarianas, enfatizando a ingestão de proteínas em cada refeição para apoiar a saciedade e a síntese de proteína muscular. A diminuição gradual da ingestão de carboidratos ao longo do dia pode ajudar a regular os níveis de açúcar no sangue e melhorar a qualidade do sono. A inclusão consistente de gorduras saudáveis garante a ingestão adequada de ácidos graxos essenciais e apoia a produção de hormônios.

Intervalos de Tempo

Os intervalos entre as refeições influenciam o metabolismo e o peso corporal, assim como a frequência e a regularidade da ingestão de alimentos. Essas pausas afetam a utilização dos nutrientes e a qualidade da alimentação. Pausas mais longas podem levar a ataques de fome e prejudicar a oferta de nutrientes. Portanto, recomenda-se uma distribuição uniforme da ingestão de alimentos ao longo do dia. Um plano alimentar vegetariano equilibrado, com horários regulares de refeições, pode ser estruturado de forma a se adequar ao seu estilo de vida. Entre outras coisas, lanches e refeições preparados podem ajudar a manter os intervalos desejados, mesmo com uma agenda cheia. Assim, alimentos ricos em nutrientes podem ser integrados ao cotidiano, sem a necessidade de abrir mão de horários flexíveis para as refeições. A duração desses intervalos também influencia o metabolismo. Um intervalo muito curto entre as refeições pode sobrecarregar a digestão e impedir que o corpo absorva os nutrientes de forma ideal. Por outro lado, pausas muito longas podem levar a uma queda nos níveis de açúcar no sangue e, consequentemente, a falta de energia, dificuldades de concentração e fome excessiva. Um ritmo de cerca de 3-4 horas entre as refeições tem se mostrado prático para muitos, considerando as necessidades individuais e a rotina pessoal. Por exemplo, quem começa a jornada de trabalho às 8 horas e termina às 18 horas, poderia tomar café da manhã às 8 horas, almoçar por volta das 12 horas e fazer um lanche às 16 horas. Assim, o metabolismo permanece ativo e o corpo é continuamente abastecido com energia. A duração total da ingestão diária de alimentos, o chamado "janela de alimentação", também afeta o metabolismo. Limitar a 12 horas, por exemplo, das 8 às 20 horas, pode ter efeitos positivos na regulação do peso e no metabolismo. Dentro dessa janela de tempo, as refeições e lanches podem ser ajustados de forma flexível para atender às necessidades individuais. Isso não significa que horários rígidos para as

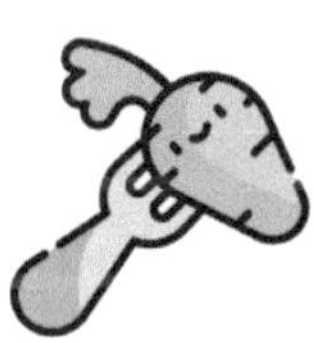

refeições devem ser seguidos, mas que a ingestão de alimentos deve ser distribuída de forma consciente ao longo do dia e limitada a um determinado período. Essa abordagem pode ajudar a apoiar o ritmo natural do corpo e otimizar a atividade metabólica. Uma estruturação das refeições oferece um quadro que pode ser ajustado individualmente e fornece orientação para uma alimentação saudável e equilibrada.

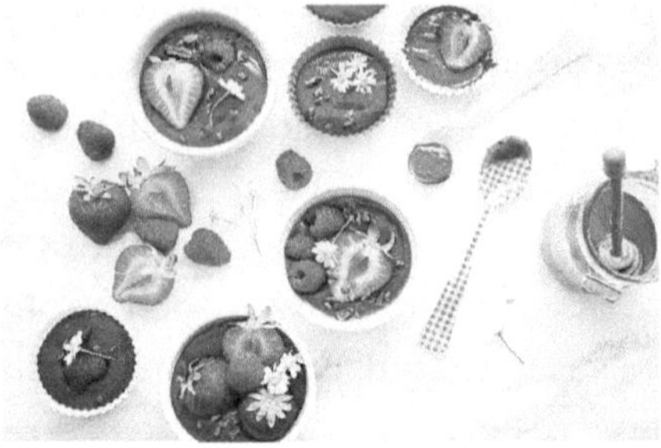

Desejo intenso [i16]

Bom saber

Intervalos

Na dieta vegetariana para otimização do metabolismo, os intervalos entre as refeições desempenham um papel importante na manutenção de níveis equilibrados de açúcar no sangue e na prevenção da fome excessiva. O ideal são 3-4 horas entre as refeições.

Janela de Alimentação

A janela de alimentação, ou seja, o período em que você consome alimentos, pode influenciar seu metabolismo. Uma janela de alimentação de 12 horas, por exemplo, das 8 às 20 horas, pode ter efeitos positivos na regulação do peso.

Nutrientes

Uma ingestão adequada de todos os nutrientes importantes é essencial mesmo em uma dieta vegetariana para otimização do metabolismo. Preste atenção a uma alimentação variada com muitos vegetais, frutas, leguminosas, nozes e grãos integrais para fornecer ao seu corpo o que ele precisa.

Metabolismo Vegetariano ao Longo do Dia

Ilustra o espaçamento ideal das refeições para uma dieta vegetariana.

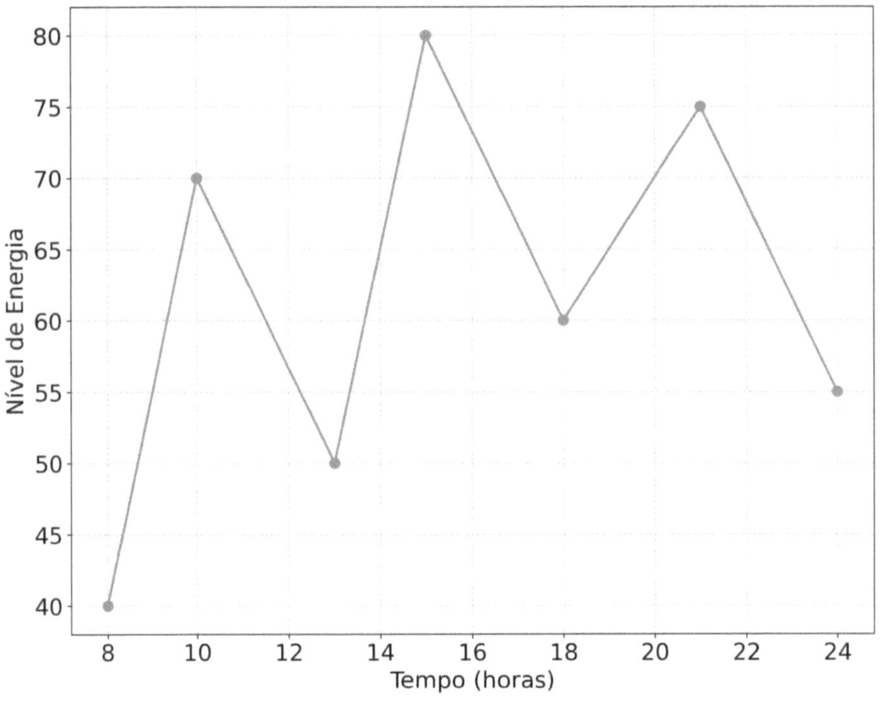

O gráfico mostra um nível de energia flutuante ao longo do dia, atingindo o pico após as refeições e diminuindo gradualmente até a próxima refeição. Manter níveis de energia relativamente consistentes comendo em intervalos regulares evita a fome extrema, auxilia no controle das porções e suporta níveis estáveis de açúcar no sangue, todos contribuindo para um metabolismo mais saudável.

Tamanhos das Porções

A quantidade de alimentos consumidos por refeição, o tamanho da porção, influencia diretamente a ingestão de calorias e, consequentemente, o sucesso de uma dieta de metabolismo. Porções muito grandes, mesmo de alimentos saudáveis, podem impedir a perda de peso ou até levar ao ganho de peso. Por outro lado, porções muito pequenas podem resultar em uma falta de nutrientes essenciais e em uma sensação constante de fome, dificultando a adesão a longo prazo à dieta de metabolismo vegetariana. Portanto, um controle consciente dos tamanhos das porções é essencial. Isso não significa necessariamente pesar os alimentos meticulosamente, mas sim desenvolver uma noção de quantidades adequadas. Pode ser útil seguir as recomendações para uma dieta vegetariana equilibrada, que, por exemplo, compara o tamanho de uma porção de vegetais com o próprio punho e o de uma porção de carboidratos com a própria palma da mão. Uma porção de fontes de proteína, como tofu ou leguminosas, deve ter aproximadamente o tamanho de uma palma. Assim, é possível estimar visualmente os tamanhos das porções e ajustá-los sem muito esforço. Uma dieta com redução de calorias pode, dependendo da necessidade e da recomendação médica, variar entre 1.000 e 1.500 calorias por dia. [s42] Dentro desse limite calórico, as porções devem ser projetadas para serem satisfatórias e, ao mesmo tempo, atender às necessidades nutricionais individuais. Por exemplo, quem definiu sua necessidade calórica em 1.200 calorias por dia poderia dividi-las em três refeições principais de 300 calorias e dois lanches de 150 calorias. É importante prestar atenção a uma composição nutricional equilibrada dentro de cada porção, ou seja, uma combinação de carboidratos, proteínas, gorduras saudáveis, vitaminas e minerais. Assim, o corpo é otimamente abastecido com energia e nutrientes essenciais, prevenindo heisshungerattacken. Essa abordagem consciente na definição dos

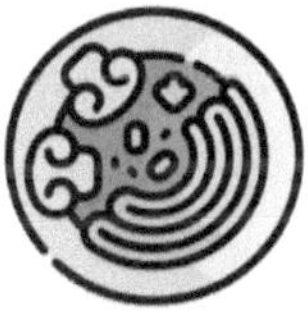

tamanhos das porções apoia a regulação do peso e contribui para o sucesso a longo prazo da dieta de metabolismo vegetariana.

Bom saber

Reduzido em Calorias

Uma dieta reduzida em calorias é uma parte importante de muitas dietas de metabolismo. Ela visa diminuir a ingestão calórica para estimular o corpo a utilizar reservas de gordura e, assim, promover a perda de peso. No contexto de uma dieta de metabolismo vegetariana, isso significa reduzir a ingestão calórica por meio de alimentos vegetais, sem abrir mão de nutrientes essenciais.

Necessidade Nutricional

A necessidade nutricional indica quais quantidades de vitaminas, minerais, proteínas, carboidratos e gorduras uma pessoa precisa para se manter saudável. No contexto de uma dieta de metabolismo vegetariana, a necessidade nutricional deve ser atendida, mesmo com a redução da ingestão calórica, para fornecer ao corpo os nutrientes adequados e prevenir deficiências. A ingestão adequada de proteínas, ferro, vitamina B12 e ácidos graxos ômega-3 é especialmente importante.

Essencial

Nutrientes essenciais são vitais, mas não podem ser produzidos pelo corpo e, portanto, devem ser obtidos através da alimentação. Em uma dieta de metabolismo vegetariana, a escolha dos alimentos certos para garantir a ingestão adequada desses nutrientes é especialmente importante para evitar deficiências.

Dieta Metabólica Vegetariana - Tamanhos das Porções

Recomendações de tamanho das porções ao longo do dia em uma dieta metabólica vegetariana.

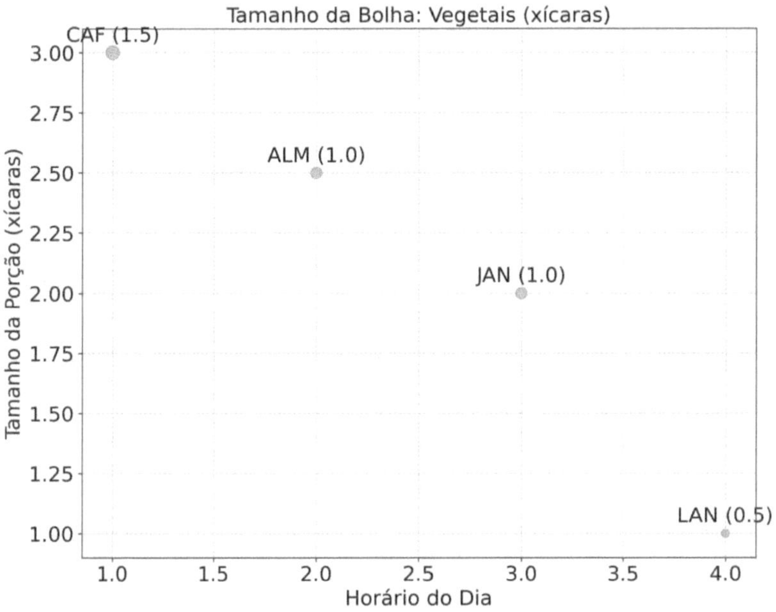

Blasengröße: Vegetais (xícaras)

ALM: Almoço

CAF: Café da Manhã

JAN: Jantar

LAN: Lanche

Porções maiores são recomendadas no início do dia, diminuindo gradualmente em direção à noite. Isso se alinha com os princípios metabólicos, otimizando a utilização de energia e potencialmente promovendo o controle de peso, capitalizando a maior atividade metabólica durante a parte ativa do dia. A ênfase em vegetais em todas as refeições destaca a importância de alimentos ricos em nutrientes e com baixo teor calórico para saciedade e nutrição equilibrada.

Conselhos concretos

- Vincule suas refeições a horários fixos, como sempre após o início do trabalho ou antes da caminhada noturna.
- Use os intervalos entre as refeições de forma consciente para breves rituais de movimento, como alongamentos ou uma caminhada ao redor do quarteirão.
- Mude seu local de refeição: tome café da manhã na varanda, almoce no jardim e jante na mesa da cozinha, para dar um toque especial às refeições.
- Incorpore pequenos momentos de prazer em sua rotina diária que não estejam relacionados à comida, como uma xícara de chá ou um bom livro.
- Defina um despertador que o lembre de sua próxima refeição, especialmente se você tende a esquecer as refeições.
- Prepare na noite anterior pequenas porções para o dia seguinte e armazene-as em recipientes transportáveis.
- Beba um copo de água antes de cada refeição para ajudar na sensação de saciedade e regular naturalmente o tamanho das porções.
- Coma suas refeições em pratos menores para reduzir visualmente o tamanho das porções e, assim, promover a sensação de saciedade.
- Varie seus horários de refeição minimamente, por exemplo, em 15 minutos, para manter o corpo flexível e evitar rotinas rígidas.
- Crie rituais para o início e o fim das refeições, como um breve ritual de gratidão ou o ato consciente de guardar a louça.

2. 3 Conceito de Movimento

O movimento é essencial para uma bem-sucedida dieta de metabolismo. Ele influencia não apenas a queima de calorias, mas também a atividade enzimática, a sensibilidade à insulina e a absorção de nutrientes. Essas interações complexas podem ter efeitos tanto positivos quanto negativos sobre o metabolismo e a biodisponibilidade de nutrientes. Um planejamento de atividades bem pensado, portanto, considera as necessidades individuais e integra o movimento de forma estratégica no dia a dia. Ele abrange tanto sessões de treino estruturadas quanto o aumento da atividade cotidiana. Somente assim é possível maximizar os efeitos positivos sobre o metabolismo e promover a saúde a longo prazo. Descubra a seguir como integrar o movimento de forma ideal em sua dieta vegetariana de metabolismo.

A regeneração é tão importante quanto o movimento para um metabolismo bem-sucedido e saúde a longo prazo.

Exercícios Estimulantes do Metabolismo

Exercícios estimulantes do metabolismo não apenas influenciam a queima de calorias durante o treino, mas também têm um impacto duradouro no metabolismo. Eles promovem a atividade de enzimas envolvidas no metabolismo, resultando em um processamento mais eficiente de nutrientes e um aumento na queima de gordura, mesmo em repouso [s43]. Esse efeito, conhecido como efeito pós-queima, descreve o aumento do consumo de energia após o treino. Com a prática regular de exercícios, o corpo se adapta e otimiza seus processos metabólicos. Isso inclui uma melhora na insulinempfindlichkeit, que é crucial para a regulação do açúcar no sangue e a absorção de nutrientes nas células. Um corredor que treina regularmente desenvolverá, ao longo do tempo, uma sensibilidade à insulina melhorada e um metabolismo geral mais eficiente, em comparação com alguém com baixa atividade física [s43]. Além da queima direta de calorias e do aumento da atividade enzimática, os exercícios estimulantes do metabolismo também influenciam a farmacocinética, ou seja, a absorção, distribuição, metabolismo e excreção de substâncias no corpo [s43]. A atividade física pode alterar a motilidade gástrica, ou seja, o movimento do estômago e do intestino, e assim influenciar a absorção de nutrientes e medicamentos. Ao mesmo tempo, a circulação sanguínea no corpo muda durante o exercício. Os músculos recebem mais sangue, enquanto a circulação de outros órgãos, como o trato digestivo, pode ser reduzida. Essas mudanças podem afetar a bioavailability, ou seja, a quantidade de uma substância que está realmente disponível no corpo. O tipo e a intensidade da atividade física são decisivos nesse aspecto. Treinos intensos podem, por exemplo, levar a um aumento da eliminação de substâncias [s43]. Isso pode ser especialmente relevante quando medicamentos com uma janela terapêutica estreita são administrados, pois a concentração plasmática e, portanto, a eficácia, podem ser influenciadas pela atividade física. A longo prazo, o treinamento regular leva a mais adaptações no metabolismo. O número e a atividade das mitocôndrias, as usinas de energia das células, aumentam. Isso aumenta a capacidade do corpo de produzir e utilizar energia. A massa muscular em si também influencia o metabolismo. O tecido muscular queima mais calorias em repouso do que o tecido adiposo, resultando em um metabolismo basal mais alto. Um aumento no metabolismo basal significa que o corpo consome mais energia mesmo em repouso. A combinação de aumento da atividade enzimática, melhora da sensibilidade à insulina, aumento da atividade mitocondrial e aumento da massa muscular contribui para que o metabolismo seja acelerado a longo prazo e funcione de maneira mais eficiente, mesmo fora das sessões de treino. Esse efeito positivo no metabolismo é um fator importante para o controle de peso, a saúde geral e o bem-estar.

Bom saber

Bioavailability

A bioavailability de nutrientes de fontes vegetais é um aspecto importante em uma dieta de metabolismo vegetariana. O exercício pode melhorar a circulação sanguínea e, assim, a absorção de nutrientes.

Efeito Pós-Queima

O efeito pós-queima, também conhecido como EPOC (Excess Post-exercise Oxygen Consumption), é especialmente importante em uma dieta de metabolismo vegetariana, pois aumenta a queima de gordura mesmo após o treino, apoiando a perda de peso.

Farmacocinética

A farmacocinética pode ser relevante em uma dieta de metabolismo vegetariana quando suplementos alimentares vegetais são consumidos. O exercício pode influenciar a absorção e utilização dessas substâncias.

Mitocôndrias

O número e a atividade das mitocôndrias, as usinas de energia das células, são aumentados pelo exercício. Uma maior atividade mitocondrial melhora a produção de energia a partir de alimentos vegetais e apoia a perda de peso em uma dieta de metabolismo vegetariana.

Gasto Calórico de Exercícios que Aumentam o Metabolismo

Queima de calorias por exercício (aprox. para uma pessoa de 68 kg)

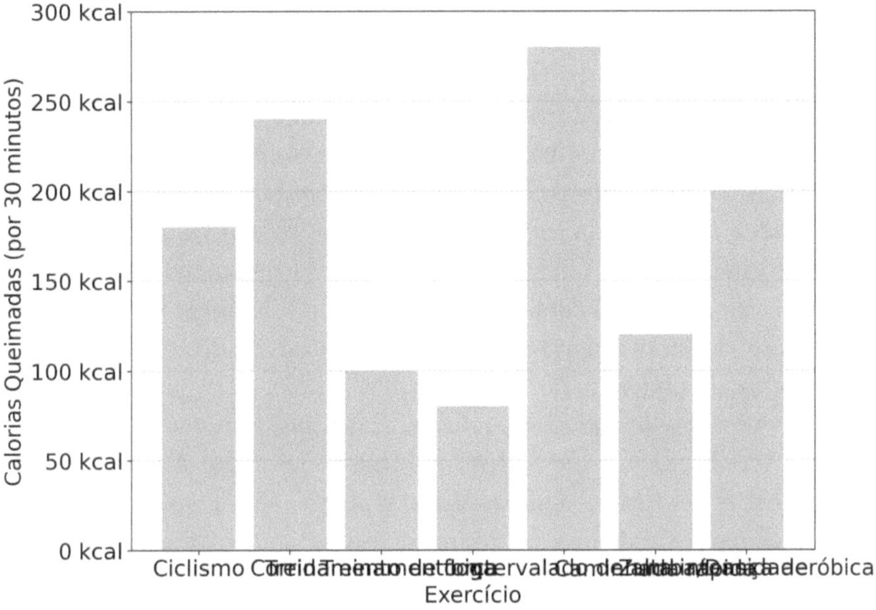

BWk: Caminhada rápida

Cor: Corrida (9,6 km/h)

Str: Treinamento de força

ZWk: Zumba/Dança aeróbica

Cic: Ciclismo (19 km/h)

HIIT: Treinamento intervalado de alta intensidade

Yga: Ioga

Atividades de alta intensidade, como HIIT e corrida, queimam mais calorias em um curto período de tempo. Exercícios de intensidade moderada, como caminhada rápida e ciclismo, são sustentáveis por períodos mais longos e contribuem significativamente para o gasto calórico. O treinamento de força, embora não queime tantas calorias durante o treino em si, ajuda a construir massa muscular, o que aumenta a taxa metabólica em repouso, levando à queima de mais calorias ao longo do tempo.

Planejamento de Atividades

O planejamento de atividades no contexto de uma dieta vegetariana para otimização do metabolismo integra o movimento de forma estratégica no dia a dia, a fim de maximizar os efeitos da mudança alimentar. Uma abordagem estruturada ajuda a implementar as diretrizes do conceito de movimento de forma duradoura. É importante incorporar diferentes formas de atividade na rotina diária, comparando com as recomendações para adolescentes, que preveem pelo menos 60 minutos de atividade física diária, divididos em unidades aeróbicas e exercícios de fortalecimento muscular e ósseo [s44]. Essa recomendação pode ser adaptada às condições individuais e aplicada também a adultos. A integração do movimento nas rotinas diárias, seja por meio de caminhadas, jardinagem ou subir escadas, aumenta o gasto energético além das sessões de treino específicas. Esse gasto energético adicional, também conhecido como NEAT (Termogênese de Atividade Não-Exercício), pode variar, segundo estudos, entre 150 e 500 kcal por dia [s45]. Pequenas mudanças na rotina diária se somam a um valor total significativo. Além disso, pausas regulares para movimento, ao contrário de longos períodos sentados, promovem a atividade metabólica e o bem-estar geral [s46]. Especialmente no contexto de uma dieta para otimização do metabolismo, essas formas de movimento cotidiano ganham importância. Para um planejamento de atividades bem-sucedido, a distribuição das sessões de movimento ao longo da semana é crucial [s47] [s46]. Em vez de programar poucas sessões longas de treino, unidades mais curtas de 10 a 15 minutos podem ser eficazes e mais fáceis de integrar ao dia a dia. Isso facilita a adaptação, especialmente para os não treinados, que devem se acostumar lentamente ao nível de atividade recomendado [s47]. Três vezes por semana, 15 minutos de caminhada rápida e duas vezes por semana, 20 minutos de treinamento de força já são suficientes para obter efeitos positivos no metabolismo e na saúde geral. Um planejamento desse tipo considera as recomendações de integrar pelo menos 150 minutos de atividade moderada e duas vezes por semana fortalecimento muscular no cronograma semanal [s47] [s46]. A estruturação das sessões de treino deve seguir o princípio FITTE, que considera os fatores frequência, intensidade, tempo, tipo de atividade e prazer (em inglês: Enjoyment) [s45]. Esse princípio permite uma adaptação individual do plano de treino às necessidades e preferências pessoais. A escolha de atividades que proporcionam prazer aumenta a motivação e promove a integração a longo prazo do movimento no cotidiano. Atividades em grupo com amigos ou familiares oferecem suporte social adicional e aumentam o fator diversão [s47] [s44]. Isso aumenta a probabilidade de manter o programa de movimento a longo prazo e de aproveitar os efeitos positivos no metabolismo de forma duradoura. Além disso, limitar o tempo de tela, especialmente entre os jovens, pode criar espaço para mais movimento [s44]. O planejamento de atividades dentro de uma dieta vegetariana para otimização do metabolismo é, portanto, um processo multifacetado que abrange tanto sessões de treino estruturadas quanto a integração do movimento no cotidiano. Um planejamento bem pensado, que considera as necessidades individuais, preferências e as recomendações das organizações de saúde, maximiza o sucesso da dieta e promove a saúde a longo prazo.

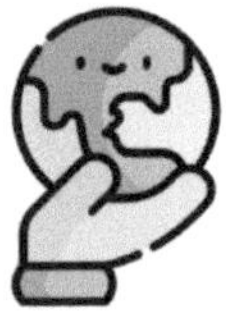

Bom saber

Princípio FITTE

O princípio FITTE (Frequência, Intensidade, Tempo, Tipo, Prazer) oferece uma estrutura para o planejamento individual de treinos. Em uma dieta vegetariana para otimização do metabolismo, ajuda a adaptar o movimento às necessidades pessoais e ao estilo de alimentação vegetariana, para apoiar o metabolismo de forma ideal e manter a motivação alta.

Treinamento de Força

O treinamento de força promove o aumento da massa muscular. Mais massa muscular aumenta o metabolismo basal e resulta em um maior gasto calórico, mesmo em repouso. Isso é especialmente importante no contexto de uma dieta vegetariana para otimização do metabolismo, para estimular o metabolismo e manter o peso alcançado a longo prazo.

Unidades Aeróbicas

Unidades aeróbicas, como correr, nadar ou andar de bicicleta, melhoram a resistência e promovem a queima de gordura. Em combinação com a dieta vegetariana da dieta para otimização do metabolismo, contribuem para um déficit calórico e, assim, apoiam a perda de peso.

Nível de Atividade ao Longo do Dia (Metabolismo Vegetariano)

Ilustra os níveis típicos de atividade ao longo de um dia com uma dieta vegetariana.

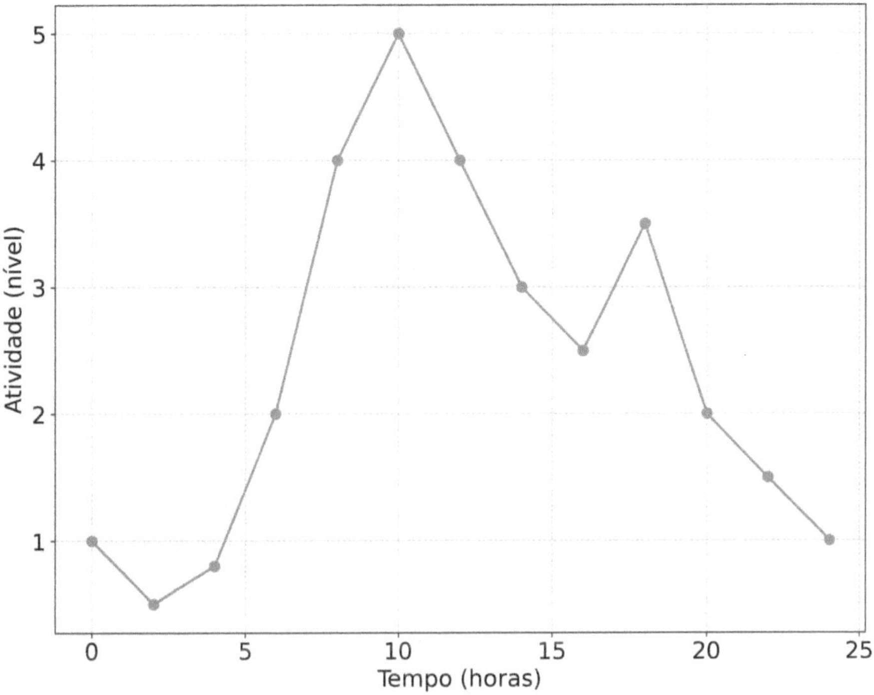

Os níveis de atividade atingem o pico no final da manhã e início da tarde, com outro pico menor no início da noite, sugerindo períodos de maior gasto calórico. Os níveis mais baixos durante a noite e no final da noite refletem repouso e demandas metabólicas reduzidas.

Fases de Regeneração

As fases de regeneração são essenciais para o sucesso de uma dieta vegetariana de otimização do metabolismo e para a saúde física geral. Elas permitem que o corpo se recupere das tensões do treinamento e consolide as adaptações obtidas através do exercício. Vários processos desempenham um papel, incluindo o reabastecimento das reservas de energia, a reparação de microlesões nos músculos e a adaptação do sistema hormonal. Uma recuperação inadequada pode levar ao overtraining, lesões e a uma diminuição do sucesso no treinamento. Um aspecto importante da regeneração é a ingestão de nutrientes. Após o treinamento, o corpo necessita de proteínas para a construção muscular e carboidratos para reabastecer as reservas de glicogênio nos músculos e no fígado. No contexto de uma dieta vegetariana de otimização do metabolismo, alimentos como leguminosas, quinoa, tofu e nozes oferecem uma combinação ideal de proteínas e carboidratos. Um shake pós-treino com proteína vegetal em pó e banana pode ainda apoiar a recuperação. Além da alimentação, o sono desempenha um papel central no processo de regeneração. Durante o sono, o corpo libera hormônios de crescimento, que são importantes para a reparação muscular e o crescimento celular. Além disso, o equilíbrio hormonal se normaliza e o sistema imunológico é fortalecido. Dormir o suficiente – idealmente sete a oito horas por noite – é, portanto, indispensável para uma recuperação ótima. Aqueles que têm dificuldades para adormecer podem recorrer a técnicas de relaxamento, como meditação ou treinamento autógeno. Medidas de regeneração passiva, como massagens, exercícios de alongamento e idas à sauna, também podem contribuir para a recuperação. Massagens relaxam os músculos e promovem a circulação sanguínea, enquanto os exercícios de alongamento melhoram a flexibilidade e previnem a dor muscular. As idas à sauna têm um efeito relaxante e podem ainda apoiar a recuperação. A regeneração ativa, ou seja, movimentos leves como caminhadas ou andar de bicicleta, promove a circulação sanguínea e a eliminação de produtos metabólicos dos músculos. A duração ideal da fase de regeneração depende de vários fatores, incluindo a intensidade e a duração do treinamento, o estado de treinamento e as necessidades individuais. Como regra geral, quanto mais intenso o treinamento, mais longa deve ser a fase de regeneração. Sinais de uma recuperação inadequada incluem fadiga persistente, dor muscular, perda de desempenho e uma maior suscetibilidade a infecções. Nesses casos, a intensidade do treinamento deve ser reduzida e a fase de regeneração prolongada. Um diário de treinamento pode ajudar a identificar as necessidades individuais e ajustar as fases de regeneração de acordo. Anote o tipo, a duração e a intensidade do treinamento, bem como sua percepção subjetiva. Assim, você pode reconhecer padrões e otimizar seu treinamento. Dentro de uma dieta vegetariana de otimização do metabolismo, a fase de regeneração está intimamente ligada à alimentação. A ingestão adequada de mikronaehrstoffen como vitaminas e minerais é essencial para o funcionamento ótimo do metabolismo e dos processos de regeneração. Uma dieta variada, rica em frutas, vegetais, grãos integrais e leguminosas, garante a oferta desses nutrientes importantes. Além disso, suplementos alimentares podem ser utilizados de forma direcionada para compensar eventuais deficiências. Especialmente importantes são, por exemplo, a vitamina B12, o ferro e o zinco, que podem ser mais difíceis de obter em uma dieta vegetariana. Um controle regular dos níveis sanguíneos pode ajudar a determinar a necessidade de micronutrientes e ajustar a suplementação de acordo. A integração das fases de regeneração no planejamento das atividades é, portanto, uma parte importante de uma dieta vegetariana de otimização do metabolismo bem-sucedida. Através de uma combinação de ingestão adequada de nutrientes, sono suficiente, medidas de regeneração passivas e ativas, bem como um ajuste individual da intensidade e duração do treinamento, o corpo pode se recuperar de forma ideal e maximizar os efeitos positivos do treinamento. Um cuidado atento com o próprio corpo e a percepção dos sinais de sobrecarga são cruciais

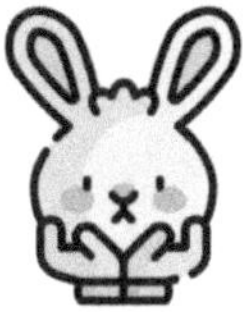

para manter-se saudável e capaz a longo prazo. Compare sua abordagem atual de regeneração com a de um atleta de alto desempenho: aqui também, a regeneração é considerada equivalente ao treinamento e é cuidadosamente planejada. Essa abordagem, adaptada às necessidades individuais, pode também ajudá-lo a alcançar seus objetivos e promover sua saúde.

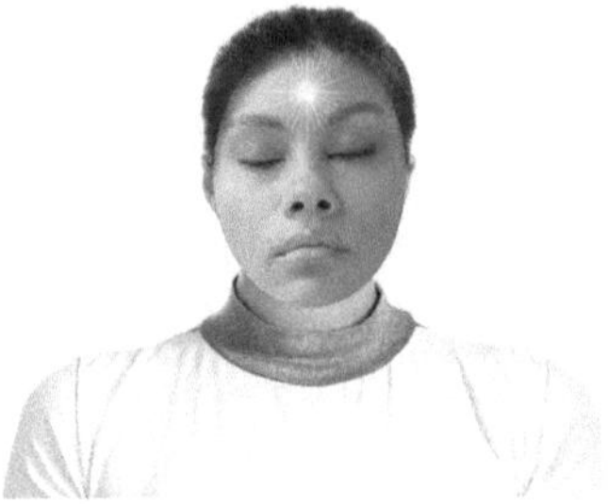

Meditação [i17]

Bom saber

Meditação

A meditação é uma prática de atenção plena que contribui para a calma interior e a redução do estresse. A meditação regular pode melhorar a qualidade do sono e, assim, apoiar a regeneração no contexto de uma dieta vegetariana de otimização do metabolismo.

Microlesões

Microlesões nos músculos ocorrem devido à carga durante o treinamento. Uma ingestão adequada de proteínas através de fontes vegetais como tofu, lentilhas ou tempeh é importante para a reparação dessas microlesões e para a construção muscular durante a dieta de otimização do metabolismo.

Shake Pós-Treino

Um shake pós-treino é uma bebida consumida após o treinamento para promover a regeneração. Em uma dieta vegetariana de otimização do metabolismo, esse shake pode ser feito com proteína vegetal em pó, frutas e vegetais para fornecer aos músculos os nutrientes importantes.

Treinamento Autógeno

O treinamento autógeno é uma técnica de relaxamento que provoca relaxamento físico e psicológico através da auto-influência. Pode ajudar a resolver distúrbios do sono e, assim, promover a regeneração durante a dieta de otimização do metabolismo.

Distribuição da Fase de Regeneração

Distribuição do tempo gasto em diferentes fases de regeneração.

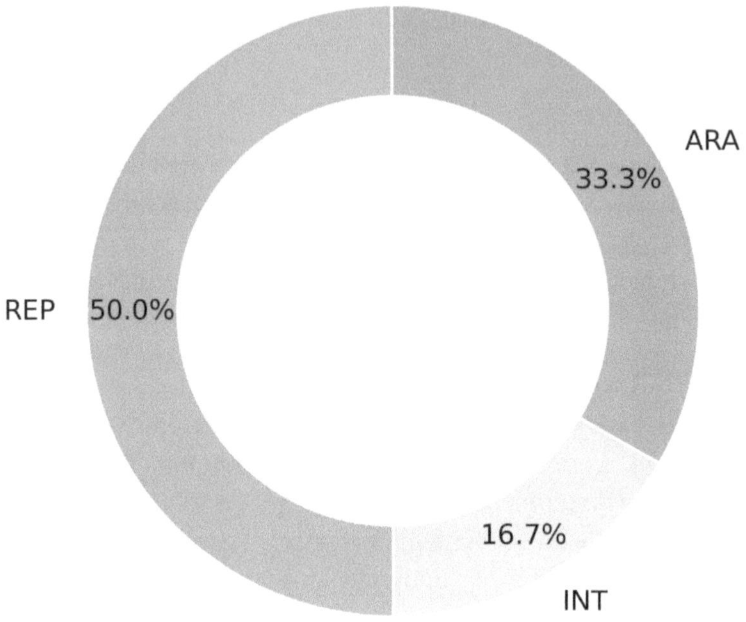

- ARA: Recuperação Ativa (Movimento Leve)
- INT: Tempo de Nutrientes (Nutrição Pós-Treino)
- REP: Recuperação Passiva (Sono)

A visualização destaca a importância da recuperação passiva, sugerindo que ela desempenha um papel crucial neste programa metabólico vegetariano. A recuperação ativa e o tempo de nutrientes também contribuem, embora em menor grau, indicando uma abordagem equilibrada para a recuperação que incorpora várias estratégias.

Conselhos concretos

- Conecte caminhos do dia a dia com breves e intensas sessões de movimento. Suba, por exemplo, dois degraus de uma só vez ou caminhe rapidamente por curtas distâncias.
- Aproveite a pausa do almoço para uma caminhada ao ar livre, deixando seu smartphone no escritório.
- Estabeleça um ritmo fixo de movimento, levantando-se e se movendo a cada 90 minutos por cinco minutos.
- Transforme tarefas domésticas em um pequeno treino: limpar, aspirar e cuidar do jardim oferecem oportunidades de movimento inesperadas.
- Ajuste seu despertador para cinco minutos mais cedo e comece o dia com um breve programa de mobilidade ou exercícios de alongamento.
- Incorpore movimento lúdico ao seu cotidiano, como brincar de pega-pega ou dançar com seus filhos.
- Explore sua vizinhança a pé ou de bicicleta e descubra novos caminhos e lugares.
- Combine atividades esportivas com amigos em vez de se encontrar para tomar café, como uma caminhada ou um passeio de bicicleta.
- Use transporte público e caminhe o restante do trajeto para aumentar sua contagem diária de passos.
- Inclua pequenos desafios de movimento em sua rotina, como aprender um novo exercício todos os dias ou subir uma certa quantidade de degraus.
- Use um pedômetro e estabeleça metas diárias ou semanais de passos para aumentar sua motivação.
- Reflita regularmente sobre seu conceito de movimento e ajuste-o às suas necessidades e progressos.

Revisão - 2. Implementação Prática

A implementação prática de uma dieta vegetariana para otimização do metabolismo requer uma preparação bem pensada e uma adaptação contínua às suas necessidades individuais. Um aspecto central é a organização da sua cozinha e a aquisição dos utensílios necessários. Considere quais aparelhos você realmente precisa para preparar suas refeições de forma eficiente e prazerosa. Um liquidificador potente, por exemplo, é útil para smoothies e sopas, enquanto diferentes tábuas de corte facilitam o preparo e evitam a transferência de sabores. Recipientes de armazenamento de alta qualidade são essenciais para conservar refeições pré-cozidas e permitem uma preparação de refeições que economiza tempo. Ao adquirir utensílios, preste atenção à qualidade e durabilidade, para que você possa se beneficiar de seu investimento a longo prazo. Comece pequeno e complemente sua coleção de utensílios de cozinha conforme necessário. Assim, você evita gastos desnecessários e descobre quais utensílios oferecem o maior valor pessoal.

Igualmente importante é um planejamento estratégico das suas compras. Elabore uma lista de compras detalhada, baseada nas refeições que você planejou. Categorize os alimentos para facilitar as compras e evitar compras duplicadas desnecessárias. Prefira produtos sazonais e regionais, que costumam ser mais frescos e nutritivos. Preste atenção à qualidade dos alimentos e leia atentamente os rótulos dos ingredientes para identificar açúcares ocultos e aditivos indesejados. Inclua lanches saudáveis em sua lista de compras para prevenir ataques de fome. O planejamento das suas compras pode ajudá-lo a implementar sua mudança alimentar de forma estruturada e bem-sucedida. Pense também nas opções de armazenamento em sua cozinha e ajuste suas quantidades de compra de acordo. Compras menores e regulares podem garantir a frescura dos seus alimentos e reduzir o desperdício.

A estruturação das suas refeições e o planejamento das suas atividades físicas são outros componentes importantes para uma implementação bem-sucedida. Um plano semanal com refeições e horários de treino definidos pode ajudá-lo a seguir seus objetivos de forma consistente e a superar flutuações de motivação. Considere suas necessidades individuais e sua rotina ao planejar. Experimente diferentes receitas e descubra quais pratos você gosta e que se integram bem ao seu dia a dia. Preste atenção a uma ingestão equilibrada de nutrientes e distribua sua ingestão calórica de forma estratégica ao longo do dia. Integre tanto treinamento de resistência quanto de força em seu plano semanal e reserve tempo suficiente para fases de recuperação. Seja flexível e ajuste seu plano conforme necessário.

A implementação de uma dieta vegetariana para otimização do metabolismo exige comprometimento e disciplina. Haverá desafios, momentos em que a motivação diminuirá ou a rotina interferirá. Veja esses desafios como uma oportunidade para otimizar suas estratégias e fortalecer sua força de vontade. Concentre-se em seus progressos e celebre suas conquistas, não importa quão pequenas possam parecer. Com um planejamento cuidadoso, uma atitude positiva e a disposição para se adaptar às suas necessidades individuais, você pode implementar com sucesso a dieta vegetariana para otimização do metabolismo e alcançar seus objetivos de saúde. Você tem a chave para o seu sucesso em suas mãos – use-a!

3. Plano Nutricional

Como podemos apoiar nosso metabolismo de forma ideal, sem depender de produtos de origem animal? A composição correta das refeições desempenha um papel crucial - desde a primeira xícara de chá pela manhã até a última mordida à noite. Um plano alimentar bem elaborado forma a base para o sucesso da dieta vegetariana de otimização do metabolismo e torna a renúncia às proteínas animais uma tarefa fácil. As páginas a seguir mostram como você pode otimizar sua alimentação diária passo a passo e alcançar resultados máximos.

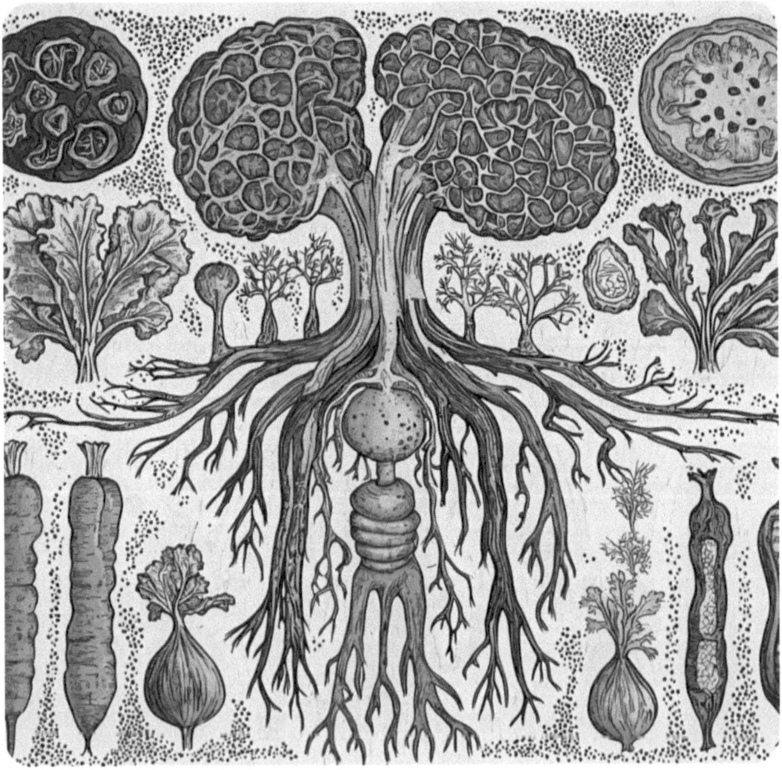

3. 1 Refeições Principais

As refeições principais formam a base de uma bem-sucedida dieta vegetariana de otimização do metabolismo sem HCG. A escolha e combinação adequadas dos alimentos em cada momento do dia influenciam o metabolismo, a sensação de saciedade e o fornecimento de energia. É necessário enfrentar desafios específicos, como a distribuição ideal de calorias, a oferta de nutrientes e a prevenção de ataques de fome. Café da manhã, almoço e jantar oferecem diferentes oportunidades para estimular o metabolismo e, ao mesmo tempo, fornecer ao corpo todos os nutrientes necessários. A composição correta das refeições não apenas determina o sucesso da dieta, mas também o bem-estar geral. Descubra agora como otimizar suas refeições principais e, assim, implementar sua dieta de forma eficaz e prazerosa.

Um café da manhã rico em calorias, um almoço completo e um jantar leve – essa combinação otimiza a distribuição de calorias ao longo do dia e apoia o metabolismo dentro de um programa de emagrecimento vegetariano.

Variações de Café da Manhã

Um café da manhã variado no contexto de uma dieta vegetariana para otimização do metabolismo sem HCG oferece muitas possibilidades de começar o dia com energia e saúde, sem abrir mão do prazer. O foco está em alimentos naturais e não processados, que estimulam o metabolismo e proporcionam saciedade duradoura. A distribuição correta de calorias ao longo do dia é crucial para o sucesso da dieta. Um café da manhã mais calórico em comparação com as outras refeições pode, em combinação com o jejum noturno, ajudar a prevenir o sobrepeso [s48]. Por outro lado, pular o café da manhã aumenta o risco de ganho de peso [s48]. Para apoiar o metabolismo de forma ideal, o café da manhã deve conter uma combinação de carboidratos complexos, proteínas vegetais e gorduras saudáveis. Carboidratos complexos, como os encontrados em pão integral, aveia ou arroz integral, fornecem energia duradoura e previnem ataques de fome. Proteínas vegetais, por exemplo, de leguminosas, tofu, nozes ou sementes, contribuem para a construção e manutenção muscular e também promovem a saciedade. Gorduras saudáveis, como as de abacate, nozes, sementes de linhaça ou azeite de oliva, são importantes para a produção hormonal e a absorção de vitaminas lipossolúveis. Variações no café da manhã podem ser alcançadas pela combinação de diferentes grupos alimentares e métodos de preparo. Preparar um porridge com aveia, frutas vermelhas, nozes e sementes de linhaça pela manhã oferece uma refeição nutritiva e satisfatória que também estimula o metabolismo. Alternativamente, um pão integral com abacate, tomates e brotos pode ser uma opção deliciosa e rica em nutrientes. Smoothies de frutas, vegetais, nozes e sementes também oferecem uma maneira rápida e fácil de desfrutar de um café da manhã saudável e variado. Ao alternar os ingredientes e usar produtos sazonais, o café da manhã pode ser constantemente reinventado e adaptado às necessidades individuais. A distribuição de calorias ao longo do dia desempenha, como já mencionado, um papel decisivo na dieta do metabolismo [s48]. Ao consumir a maior parte das calorias pela manhã, aproveita-se a energia natural do corpo de forma ideal e evita-se ataques de fome ao longo do dia. O

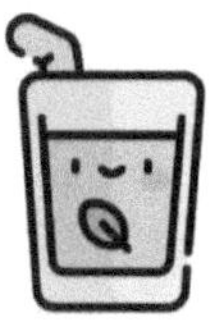

jejum noturno, ou seja, uma pausa alimentar de pelo menos 12 horas entre o jantar e o café da manhã, também apoia os processos metabólicos e pode regular a ingestão de calorias [s48]. Essa combinação de um café da manhã mais calórico e jejum noturno pode, portanto, ter um efeito positivo sobre o peso. Para implementar a dieta vegetariana de forma ideal, é aconselhável experimentar diferentes variantes de café da manhã e encontrar aquela que melhor se adapta às preferências e necessidades individuais. Um café da manhã variado não só garante uma ingestão adequada de nutrientes e um metabolismo ativo, mas também ajuda a manter a motivação e o prazer na mudança alimentar a longo prazo. Uma dieta equilibrada, combinada com atividade física suficiente e sono adequado, forma a base para um estilo de vida saudável e pode aumentar o bem-estar. Por exemplo, quem come um muesli com iogurte de soja, frutas e nozes pela manhã e evita carboidratos à noite pode aplicar os princípios da dieta do metabolismo de forma prática.

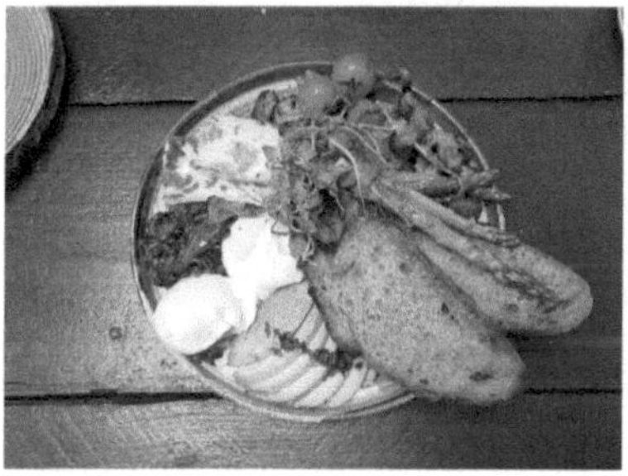

Abacate [i18]

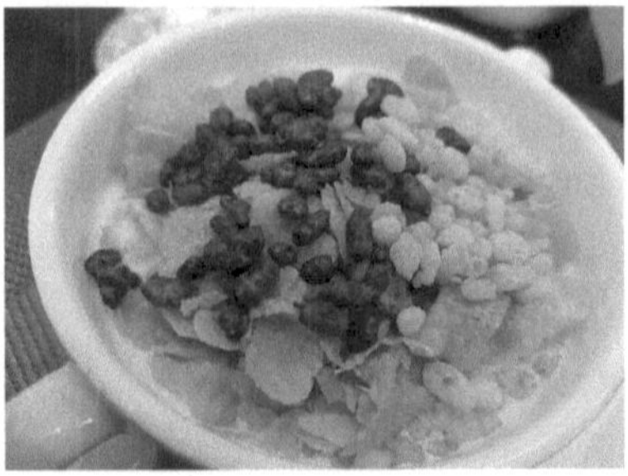

Flocos de aveia [i19]

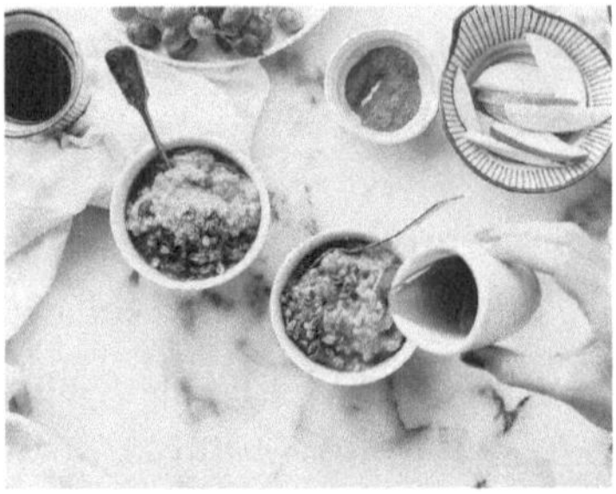

Papas de aveia [i20]

Bom saber

Distribuição de Calorias

Em uma dieta vegetariana para o metabolismo, a distribuição de calorias ao longo do dia desempenha um papel importante. Um café da manhã mais calórico pode, especialmente em combinação com jejum intermitente, estimular o metabolismo e prevenir ataques de fome.

Carboidratos Complexos

Carboidratos que são decompostos mais lentamente pelo corpo, proporcionando assim um fornecimento de energia duradouro. Eles são importantes para uma sensação de saciedade prolongada e previnem a fome. Boas fontes incluem produtos integrais, leguminosas e vegetais.

Gorduras Saudáveis

Gorduras que são importantes para a produção hormonal e a absorção de vitaminas. Boas fontes vegetais incluem abacate, nozes, sementes de linhaça e azeite de oliva.

Jejum Noturno

Uma pausa alimentar de pelo menos 12 horas entre o jantar e o café da manhã. Pode apoiar o metabolismo e promover a queima de gordura.

Proteínas Vegetais

Proteínas de fontes vegetais como leguminosas, tofu, nozes e sementes. Elas são essenciais para a construção e manutenção muscular e também contribuem para a saciedade.

Proporção de Macronutrientes para um Café da Manhã Vegetariano Metabólico

Distribuição ideal de macronutrientes para um café da manhã vegetariano metabólico.

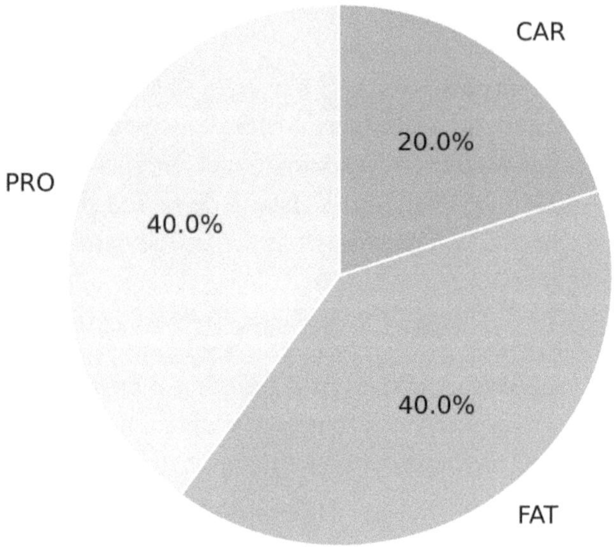

- CAR: Carboidratos (ex: Frutas Vermelhas, Vegetais de Baixo Índice Glicêmico)
- FAT: Gorduras Saudáveis (ex: Abacate, Nozes, Sementes)
- PRO: Proteína (ex: Tofu Mexido, Iogurte Grego)

Este gráfico enfatiza a importância da proteína e gorduras saudáveis em um café da manhã vegetariano metabólico, minimizando os carboidratos para apoiar a otimização metabólica. O maior teor de proteína ajuda a manter a saciedade e preservar a massa muscular, enquanto as gorduras saudáveis fornecem energia sustentada. O menor teor de carboidratos ajuda a regular os níveis de açúcar no sangue e apoia a queima de gordura.

Pratos para o Almoço

Pratos para o almoço desempenham um papel importante na dieta vegetariana de otimização do metabolismo sem HCG, fornecendo energia e nutrientes ao longo do dia. Para estimular o metabolismo e alcançar uma sensação de saciedade duradoura, recomenda-se uma combinação de alimentos vegetais ricos em nutrientes. Uma refeição completa que fornece energia suficiente ao corpo pode reduzir a ingestão espontânea de mais calorias e aumentar a sensação de saciedade [s49]. Assim, é possível prevenir ataques de fome à tarde. Um menu com leguminosas, produtos integrais e vegetais fornece proteínas valiosas, carboidratos complexos e fibras. Essa combinação garante uma liberação lenta e uniforme de energia e promove a digestão. Os vegetais fornecem vitaminas, minerais e sekundaere_pflanzenstoffe, que são essenciais para um metabolismo funcional. Um exemplo de um almoço seria uma salada de macarrão integral com grão-de-bico, legumes grelhados como pimentão e abobrinha, aprimorada com um molho de azeite e ervas frescas. A combinação inteligente de alimentos não só otimiza o metabolismo, mas também reduz o impacto ambiental, como o uso de leguminosas e a evitação de carne vermelha [s50]. Quem almoça no refeitório deve avaliar criticamente os pratos oferecidos e, se necessário, complementá-los com saladas ou porções adicionais de vegetais [s51].

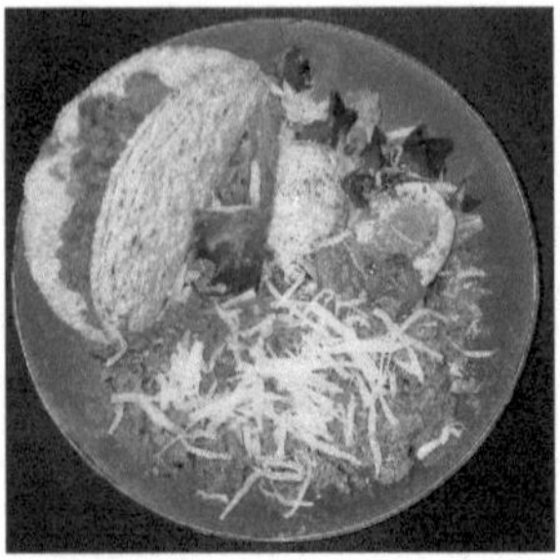

Legumes [i21]

Bom saber

Produtos Integrais

Produtos integrais fornecem carboidratos complexos, que garantem um fornecimento de energia duradouro e mantêm estável o nível de açúcar no sangue, o que é importante para uma dieta de metabolismo bem-sucedida.

Sensação de Saciedade

Uma sensação de saciedade adequada nas refeições principais ajuda a evitar a fome excessiva e lanches incontroláveis durante a dieta de metabolismo.

Refeições Noturnas

O jantar dentro da dieta vegetariana de metabolismo sem HCG deve ser leve, mas ainda assim satisfatório, para não sobrecarregar o metabolismo noturno e promover a regeneração do corpo. A composição do jantar influencia a naehrstoffaufnahme e, portanto, pode afetar a qualidade nutricional geral [s52]. O foco também está em alimentos naturais e não processados, com uma alta proporção de proteínas vegetais e fibras, mas com uma quantidade reduzida de carboidratos em comparação ao café da manhã. Alimentos ricos em fibras, como vegetais (entre outros, brócolis, espinafre, couve-flor) e leguminosas (lentilhas, grão-de-bico), proporcionam saciedade duradoura e apoiam a digestão. Proteínas vegetais, como as do tofu, tempeh ou quinoa, ajudam na manutenção muscular e também promovem a saciedade. Gorduras saudáveis em moderação, como as do abacate ou das nozes, completam a refeição e fornecem ácidos graxos importantes. Uma possível refeição noturna poderia consistir em uma grande salada com tofu grelhado, diferentes tipos de vegetais e um molho de azeite e suco de limão. O momento do jantar também é relevante [s52]. Um jantar cedo, idealmente pelo menos três horas antes de dormir, dá ao corpo tempo suficiente para a digestão e pode influenciar positivamente a qualidade do sono. Quem, por exemplo, começa o dia com um farto mingau e desfruta de um prato completo com leguminosas e grãos integrais ao meio-dia, pode optar por uma refeição mais leve à noite, a fim de otimizar a distribuição de calorias ao longo do dia e apoiar o metabolismo. É importante notar que o jantar contribui significativamente para a absorção total de nutrientes [s52], razão pela qual deve-se garantir uma oferta adequada de essentiellen_naehrstoffen. Assim, o jantar não é apenas a última refeição do dia, mas um componente importante para o sucesso da dieta vegetariana de metabolismo e para o bem-estar geral.

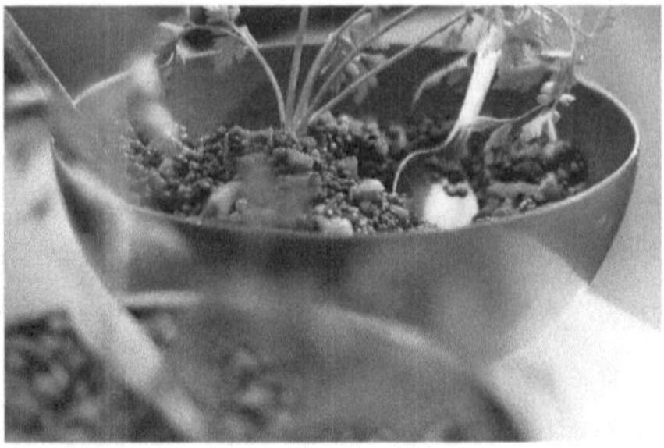

Lentilhas [i22]

Bom saber

Regeneração

Uma refeição leve à noite promove a regeneração noturna do corpo, aliviando o trato digestivo e permitindo que o corpo se concentre em processos de recuperação e reparo.

Composição do Jantar Vegetariano

Distribuição de macronutrientes para um jantar vegetariano.

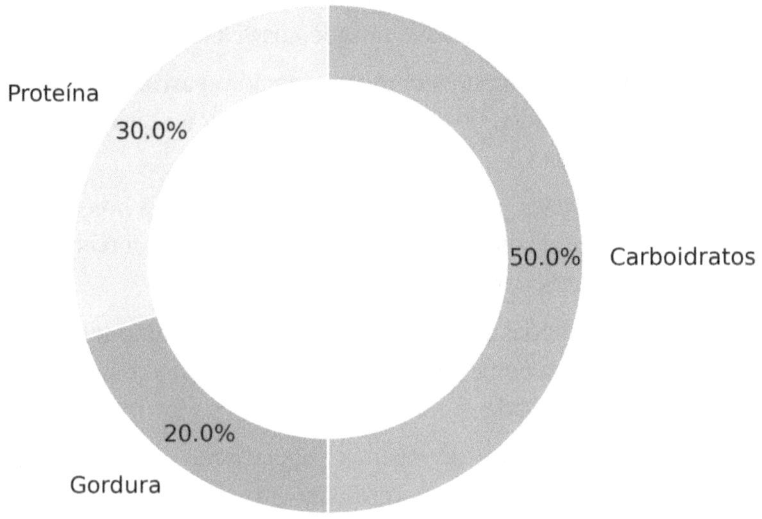

- CAR: Carboidratos
- FAT: Gordura
- PRO: Proteína

Este gráfico destaca a importância do equilíbrio de macronutrientes em um jantar vegetariano. Uma porção significativa vem de carboidratos, principalmente de grãos integrais e vegetais, fornecendo energia sustentada. Fontes de proteína como legumes, tofu ou laticínios contribuem para a saciedade e reparação muscular. Gorduras saudáveis, essenciais para várias funções corporais, são representadas por uma porção menor e podem ser obtidas de fontes como nozes, sementes e abacates. Este equilíbrio garante uma refeição nutritiva e satisfatória.

Conselhos concretos

- Plane suas refeições principais de forma que você possa desfrutar da maior porção no almoço.
- Prepare no fim de semana uma quantidade maior de leguminosas e use-as como base para diferentes almoços e jantares.
- Experimente variedades de vegetais da estação e crie sopas, ensopados ou pratos assados variados para suas refeições principais.
- Troque acompanhamentos como macarrão ou arroz por vegetais refogados ou cozidos no vapor para aumentar a densidade nutricional de suas refeições.
- Use pratos grandes para suas refeições principais e preencha-os metade com vegetais, um quarto com proteínas vegetais e um quarto com carboidratos complexos.
- Coma suas refeições principais sem distrações como televisão ou smartphone, para comer de forma mais consciente e perceber melhor os sinais de saciedade.
- Compre um novo livro de receitas vegetarianas e deixe-se inspirar para novas criações em suas refeições principais.
- Convide amigos ou familiares para cozinhar e comer juntos e troque ideias sobre alimentação saudável.
- Participe de um curso de culinária vegetariana e amplie seu repertório de pratos saudáveis e saborosos.
- Crie seu ritual pessoal para as refeições principais, por exemplo, arrumando a mesa de forma especial ou acendendo uma vela.
- Faça uma breve caminhada após o almoço para promover a digestão e recarregar as energias.

3. 2 Lancheiras

Os lanches intermediários desempenham um papel crucial para o sucesso de uma dieta vegetariana de otimização do metabolismo. Eles ajudam a manter os níveis de açúcar no sangue constantes, evitam ataques de fome e garantem o fornecimento de energia. Ao mesmo tempo, a escolha adequada de lanches, especialmente para vegetarianos, representa um desafio para atender à demanda por proteínas e micronutrientes. A composição ideal dos lanches intermediários, a evitação de lanches pobres em nutrientes e a integração na necessidade calórica diária são aspectos centrais que serão abordados neste capítulo. Também será considerada a função das refeições tardias e seu impacto no metabolismo. Descubra como os lanches intermediários adequados podem apoiar o seu sucesso na dieta vegetariana de otimização do metabolismo.

A composição correta dos lanches intermediários é crucial: combinações ricas em nutrientes e saciantes de carboidratos complexos, proteínas vegetais e fibras ajudam a evitar ataques de fome, manter os níveis de açúcar no sangue constantes e gerenciar o peso.

Lanches da Manhã

Os lanches da manhã ajudam a manter o nível de açúcar no sangue constante e a prevenir heisshungerattacken. Assim, a concentração é mantida e o excesso de comida na hora do almoço é evitado [s53]. Um lanche equilibrado fornece nutrientes importantes e energia para o restante da manhã. Especialmente para vegetarianos, a escolha correta é importante para atender à necessidade de proteínas e mikronaehrstoffen. Frutas e iogurte oferecem uma combinação ideal: as frutas fornecem vitaminas, minerais e fibras, enquanto o iogurte contribui com proteína vegetal e cálcio [s54]. O alto teor de água e fibras das frutas também proporciona uma sensação de saciedade duradoura, o que ajuda a controlar a ingestão calórica e a gerenciar o peso [s54]. Um copo (150g) de iogurte natural com um punhado de frutas vermelhas (100g) e algumas nozes picadas (15g) fornece nutrientes valiosos e mantém a saciedade até o almoço. Ao escolher o iogurte, preste atenção a um baixo teor de açúcar e evite frutas adoçadas. O tamanho da porção do lanche deve permanecer moderado para não exceder os recomendados 5-10% da ingestão calórica diária [s53]. Assim, um lanche da manhã pode ser efetivamente integrado ao plano alimentar da dieta de metabolismo vegetariano.

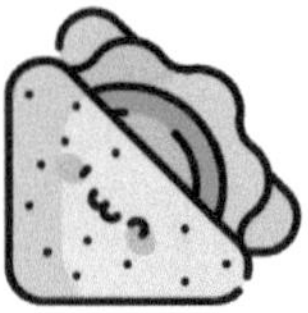

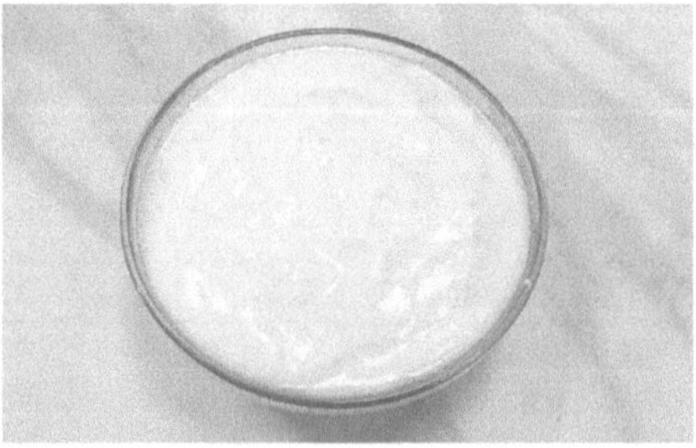

Iogurte natural [i23]

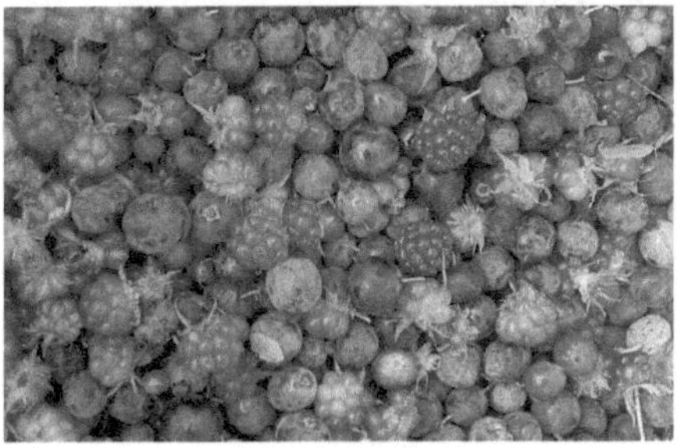

Bagas [i24]

Lanches no Meio da Manhã - Comparação de Calorias (Dieta Metabólica Vegetariana)

Conteúdo calórico de vários lanches vegetarianos no meio da manhã, adequados para uma dieta metabólica.

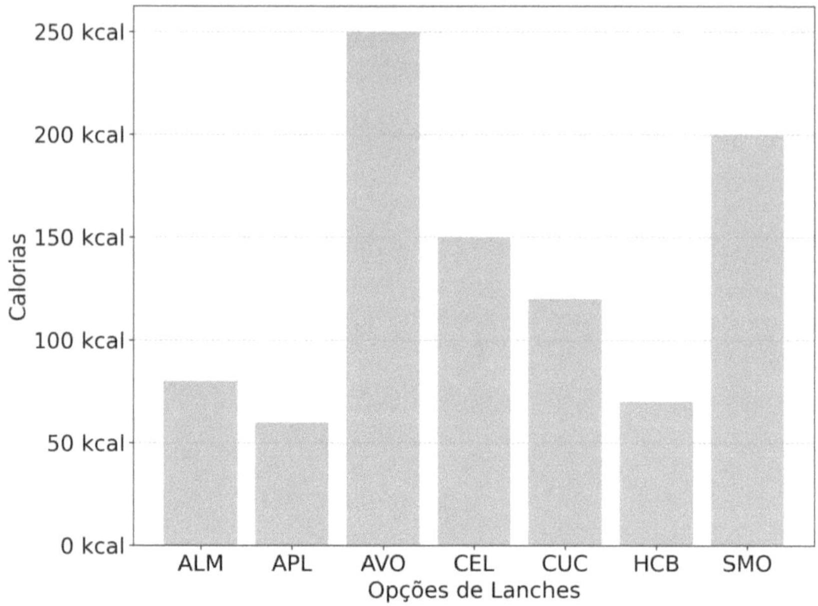

ALM: Amêndoas (1/4 xícara)

APL: Maçã (pequena)

AVO: Torrada de Abacate (1 fatia)

CEL: Aipo com Manteiga de Amêndoa (2 talos)

CUC: Pepino e Homus (1/2 xícara)

HCB: Ovo Cozido

SMO: Smoothie de Proteína (pequeno)

Este gráfico destaca as diferenças calóricas entre várias opções de lanches vegetarianos no meio da manhã. Opções com menos calorias, como um punhado de amêndoas ou uma maçã pequena, são ideais para manter um déficit calórico, fornecendo energia e saciedade. Lanches com mais calorias, como torrada de abacate ou um smoothie de proteína, podem ser incorporados estrategicamente, especialmente após atividades mais extenuantes, mas o controle das porções é crucial em uma estrutura de dieta metabólica.

Lanches da Tarde

Após o almoço, o nível de energia pode cair, levando a uma queda de desempenho e ao desejo por doces. Um lanche da tarde bem planejado dentro de uma dieta vegetariana para otimização do metabolismo pode ajudar, fornecendo nova energia e prevenindo heisshungerattacken à noite. A composição correta é fundamental. Lanches com alta densidade energética, mas baixo teor de nutrientes, como frequentemente observados em estudos [s55], devem ser evitados. Em vez disso, recomenda-se optar por combinações ricas em proteínas e fibras. Proteínas e fibras comprovadamente contribuem para uma sensação de saciedade mais prolongada [s56] [s57]. Nozes, que demonstraram reduzir a fome e o apetite [s58], podem ser uma adição valiosa. Um punhado de amêndoas ou nozes combinado com uma porção de palitos de vegetais com homus ou uma peça de fruta fornece tanto nutrientes importantes quanto energia duradoura. Também é importante considerar a quantidade de calorias, que pode variar entre 139 e 170 kcal, dependendo da escolha do lanche [s59]. Estas devem ser integradas ao total de calorias diárias para apoiar a gestão de peso dentro da dieta para otimização do metabolismo. Um lanche rico

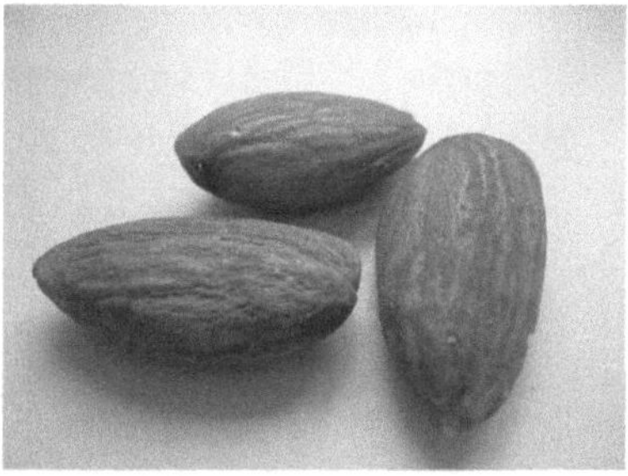

Amêndoas [i25]

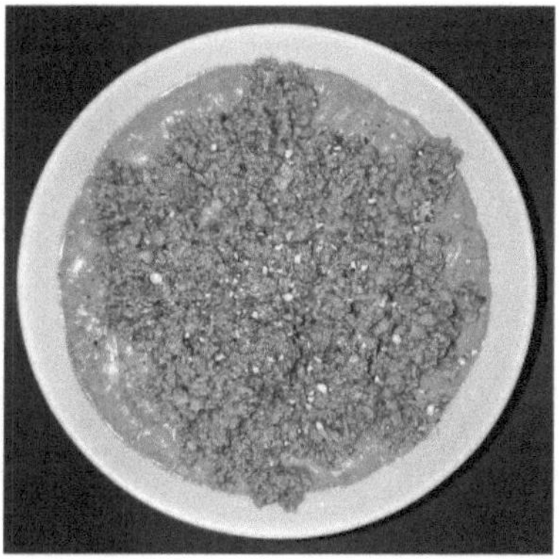

Proteína [i26]

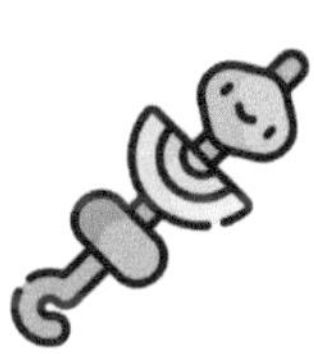

em proteínas pode reduzir a sensação de fome e aumentar a saciedade, mesmo que a quantidade adicional de proteína sozinha nem sempre produza melhorias significativas na regulação da ingestão de energia [s60].

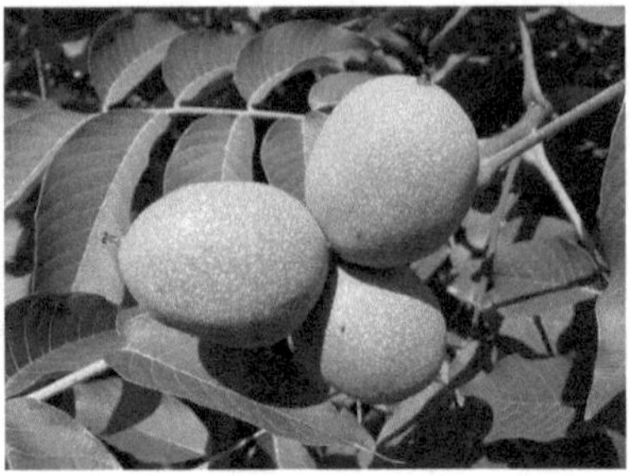

Nozes [i27]

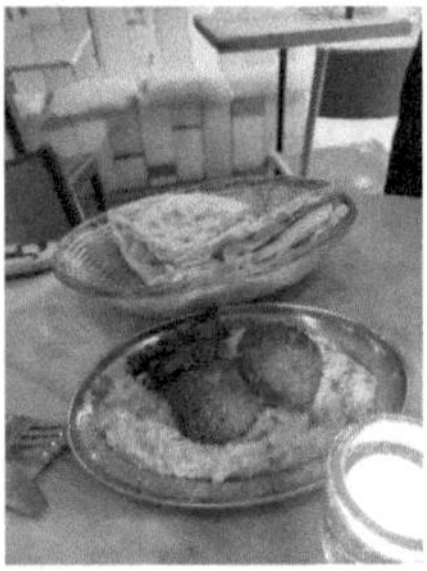

Húmus [i28]

Bom saber

Gestão de Peso

A gestão de peso no contexto de uma dieta vegetariana para otimização do metabolismo descreve o controle consciente da ingestão e do gasto calórico por meio de uma alimentação adequada e atividade física suficiente, visando alcançar ou manter um peso saudável.

Comparação nutricional de lanches da tarde

Valores nutricionais de lanches vegetarianos

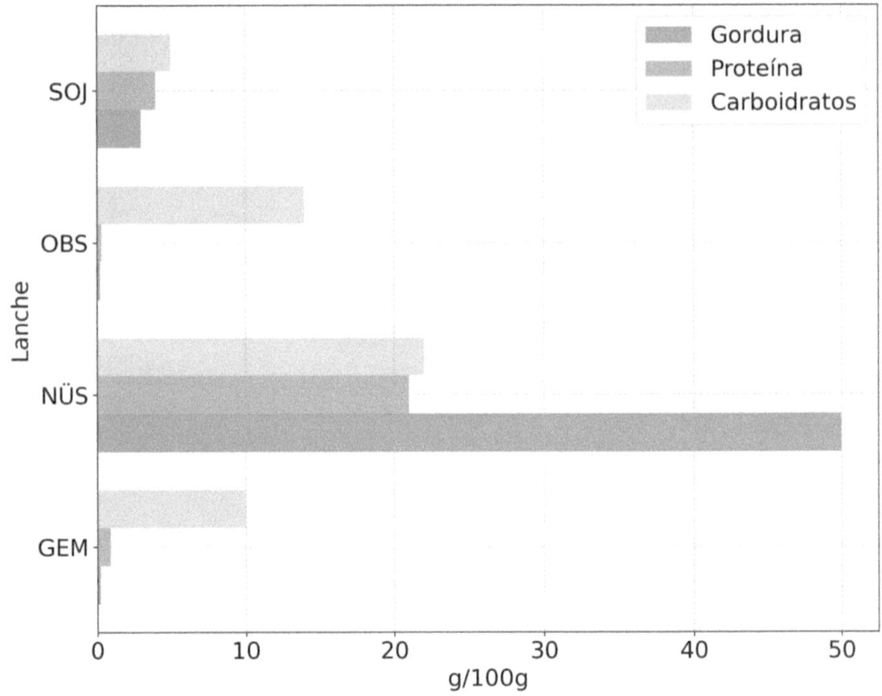

GEM: Vegetais (Cenouras)

NÜS: Nozes (Amêndoas)

OBS: Frutas (Maçã)

SOJ: Iogurte de Soja

A comparação mostra que as nozes têm um alto teor de gordura, mas também muitas proteínas. As frutas, por outro lado, são açucaradas, mas pobres em gordura e proteína. Os vegetais marcam pontos com baixas calorias e fibras. O iogurte de soja fornece muita proteína, pouca gordura e carboidratos moderados. Uma mistura dessas categorias permite uma ingestão equilibrada de nutrientes.

Refeições Tardias

Refeições tardias, ou seja, a ingestão de alimentos pouco antes de dormir, são frequentemente vistas de forma crítica no contexto de uma dieta de metabolismo. Enquanto um consenso anterior promovia longos períodos de jejum entre o jantar e o café da manhã [s61], descobertas recentes indicam que evitar pausas alimentares excessivamente longas, especialmente em determinadas situações metabólicas, pode ser benéfico. Assim, foi demonstrado que a ingestão regular de alimentos, incluindo o café da manhã, pode influenciar positivamente a função cognitiva [s61]. Transpondo isso para uma dieta de metabolismo vegetariana, isso significa que uma refeição tardia adaptada individualmente – em vez de uma completa abstinência – pode ser sensata. O foco deve estar, de forma análoga aos lanches, na composição nutricional [s62]. komplexe_kohlenhydrate, como os encontrados em produtos integrais ou leguminosas, combinados com fontes de proteína vegetal (por exemplo, tofu, nozes ou iogurte de soja), garantem uma liberação lenta e uniforme de energia durante a noite e, ao mesmo tempo, previnem heisshungerattacken na manhã seguinte [s62]. Uma pequena porção de quinoa com legumes cozidos e tofu poderia representar uma refeição tardia rica em nutrientes. A quantidade deve permanecer moderada e considerar a necessidade calórica individual, a fim de apoiar de forma ideal o gerenciamento de peso no contexto da dieta de metabolismo.

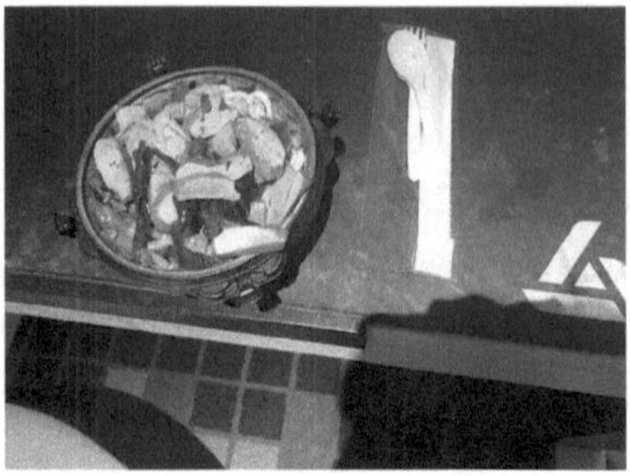

Tofu [i29]

Bom saber

Função Cognitiva

As funções cognitivas incluem habilidades como pensar, aprender, lembrar e resolver problemas. No contexto de uma dieta de metabolismo vegetariana e refeições tardias, a função cognitiva desempenha um papel, pois a ingestão regular de alimentos, incluindo um lanche à noite, pode promover clareza mental e concentração.

Necessidade Calórica

A necessidade calórica indica quantas calorias o corpo precisa por dia para manter todas as funções. Em uma dieta de metabolismo, é importante conhecer a necessidade calórica individual para fornecer a quantidade correta de nutrientes e apoiar o gerenciamento de peso. A necessidade calórica depende de fatores como idade, sexo, nível de atividade e metabolismo.

Lanches Vegetarianos Noturnos

Distribuição de lanches leves à noite.

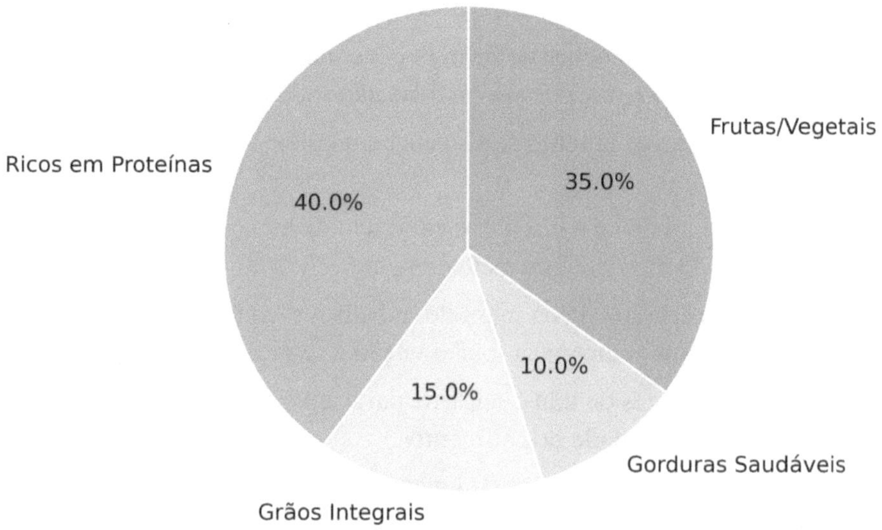

F/V: Frutas e Vegetais (ex: frutas vermelhas, pepino, palitos de cenoura)

GRI: Grãos Integrais (ex: biscoitos integrais, pipoca)

GOR: Gorduras Saudáveis (ex: abacate, pequena porção de sementes)

PRO: Ricos em Proteínas (ex: iogurte grego, queijo cottage, nozes)

Os dados sugerem que uma abordagem equilibrada para lanches noturnos é recomendada. Uma porção substancial é dedicada a opções ricas em proteínas, que podem promover saciedade e apoiar a manutenção muscular. Frutas e vegetais fornecem nutrientes essenciais e fibras, enquanto uma porcentagem menor de grãos integrais contribui com carboidratos complexos para energia sustentada. Limitar as gorduras ajuda a gerenciar a ingestão calórica geral.

Conselhos concretos

- Transforme seus lanches em pequenas obras de arte, arrumando frutas e vegetais de forma criativa.
- Aproveite o lanche para experimentar novos alimentos, como frutas exóticas ou vegetais desconhecidos.
- Prepare seus lanches na noite anterior e porcione-os em recipientes reutilizáveis.
- Armazene seus lanches de forma visível na geladeira, para não cair na tentação de optar por alternativas não saudáveis.
- Troque ideias de lanches saudáveis com colegas ou amigos e deixe-se inspirar.
- Associe seu lanche a um breve exercício de atenção plena, para desfrutar do momento conscientemente.
- Não coma seu lanche na mesa de trabalho; escolha um lugar diferente para dedicar sua total atenção à refeição.
- Use ingredientes de alta qualidade para seus lanches e preste atenção à origem e qualidade dos alimentos.
- Crie suas próprias receitas de lanches e experimente diferentes sabores e texturas.
- Incorpore em seus lanches alimentos que influenciem positivamente seu humor, como nozes ou chocolate amargo.
- Transforme seu lanche em uma pequena festa para os sentidos, combinando diferentes cores, sabores e texturas.
- Reflexione após cada lanche sobre como ele fez você se sentir e o que pode ser melhorado na próxima vez.
- Recompense-se após uma semana de lanches saudáveis com um pequeno presente que não tenha relação com comida.

3. 3 Conceito de Bebidas

A escolha correta de bebidas apoia significativamente a dieta de metabolismo vegetariano. Ela influencia o equilíbrio ácido-base, a função renal e a excreção de produtos do metabolismo. Ao mesmo tempo, é importante evitar os efeitos indesejados de certas bebidas, como um alto teor de açúcar ou consumo excessivo de potássio. Além da ingestão adequada de água, chás de ervas e bebidas especiais com propriedades termogênicas também desempenham um papel. A combinação ideal dessas bebidas pode ativar o metabolismo e aumentar a eficácia da dieta. Descubra a seguir quais bebidas apoiam de forma ideal a sua dieta de metabolismo vegetariano e aprenda como integrá-las efetivamente em seu plano alimentar.

Para uma bem-sucedida dieta vegetariana de metabolismo, a escolha consciente das bebidas é crucial, pois apoia o equilíbrio ácido-base, estimula o metabolismo e garante a ingestão adequada de líquidos.

Bebidas Estimulantes do Metabolismo

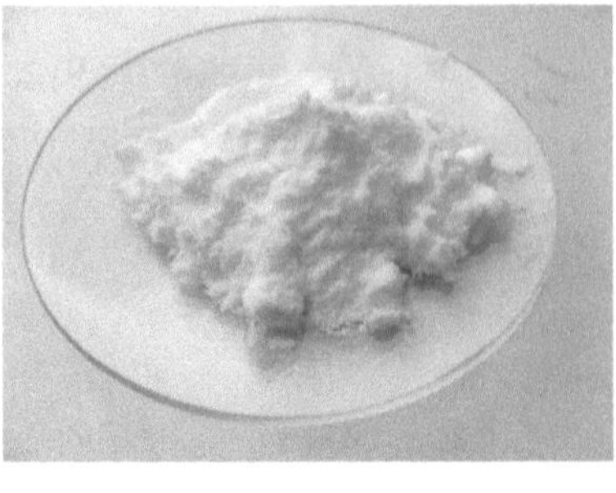

Bicarbonato [i30]

Bebidas estimulantes do metabolismo no contexto de uma dieta vegetariana visam apoiar os processos naturais do corpo e, assim, aumentar a eficácia da dieta. Um aspecto importante é o equilíbrio ácido-base. Através da escolha de determinadas bebidas, é possível influenciar o pH da urina, o que, por sua vez, pode ter efeitos sobre o metabolismo [s63]. Por exemplo, a água rica em bicarbonato pode aumentar o pH da urina, assim como uma terapia com citrato de sódio [s63]. Esse efeito se deve à maior capacidade tampão do corpo proporcionada pelo bicarbonato [s63]. O bicarbonato, quando dissolvido na água, atua de forma alcalina e pode neutralizar ácidos. Um equilíbrio ácido-base adequado está associado a uma função metabólica ideal. Sucos de frutas, especialmente sucos cítricos, também podem, devido ao seu conteúdo de citrato, deslocar o pH da urina em direção ao alcalino [s63]. Os citratos, que são sais do ácido cítrico, são metabolizados pelo corpo e contribuem para a alcalinização. No entanto, deve-se ter cuidado com os sucos de frutas: o alto teor de açúcar e energia pode prejudicar o sucesso de uma dieta de metabolismo. Além disso, os sucos de frutas, especialmente os cítricos, contêm muito potássio. O consumo excessivo de potássio pode ser prejudicial à saúde, especialmente em pessoas com problemas renais. Portanto, o consumo de sucos de frutas deve ser limitado e ajustado às necessidades individuais durante uma dieta de metabolismo [s63]. Alternativamente, pode-se optar por caldos de legumes, que também são ricos em minerais e podem apoiar o metabolismo através dos nutrientes contidos. Para estimular ainda mais o metabolismo, pode-se recorrer a bebidas com propriedades termogênicas. Água de gengibre,

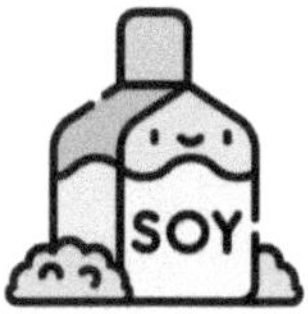

por exemplo, estimula a circulação sanguínea e pode ativar o metabolismo. O chá verde contém catequinas, que também podem ter um efeito positivo sobre o metabolismo. É importante garantir uma ingestão adequada de líquidos ao longo do dia. Água, chás sem açúcar e água infusionada com pepino, limão ou hortelã são ideais para saciar a sede e, ao mesmo tempo, apoiar os processos metabólicos. Uma escolha consciente de bebidas contribui para o sucesso de uma dieta vegetariana de metabolismo. A combinação de água rica em bicarbonato com uma quantidade moderada de sucos de frutas e outras bebidas estimulantes do metabolismo pode influenciar positivamente o equilíbrio ácido-base e apoiar de forma ideal os processos corporais. Uma consulta individual com um nutricionista ou médico pode ajudar a escolher as bebidas adequadas para cada situação.

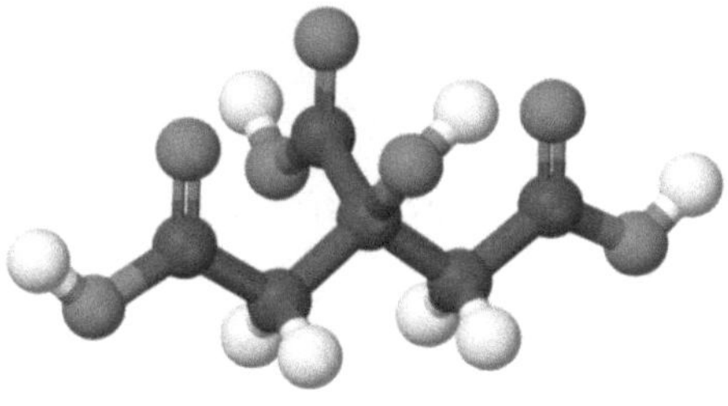

Citrato [i31]

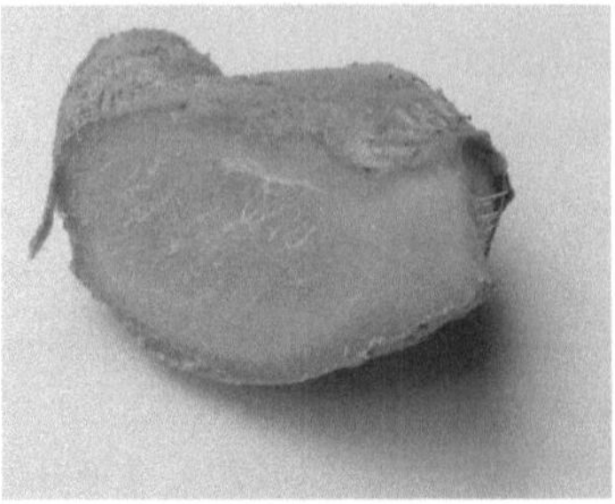

Gengibre [i32]

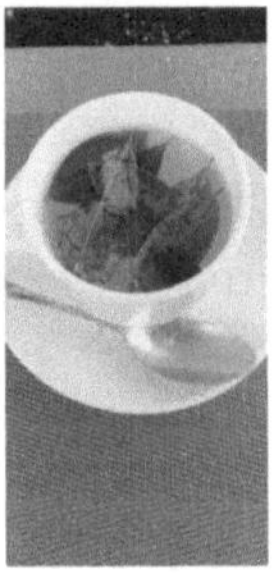

Água aromatizada [i33]

Bebidas que Aceleram o Metabolismo (Dieta Vegetariana)

Comparação de Efetividade

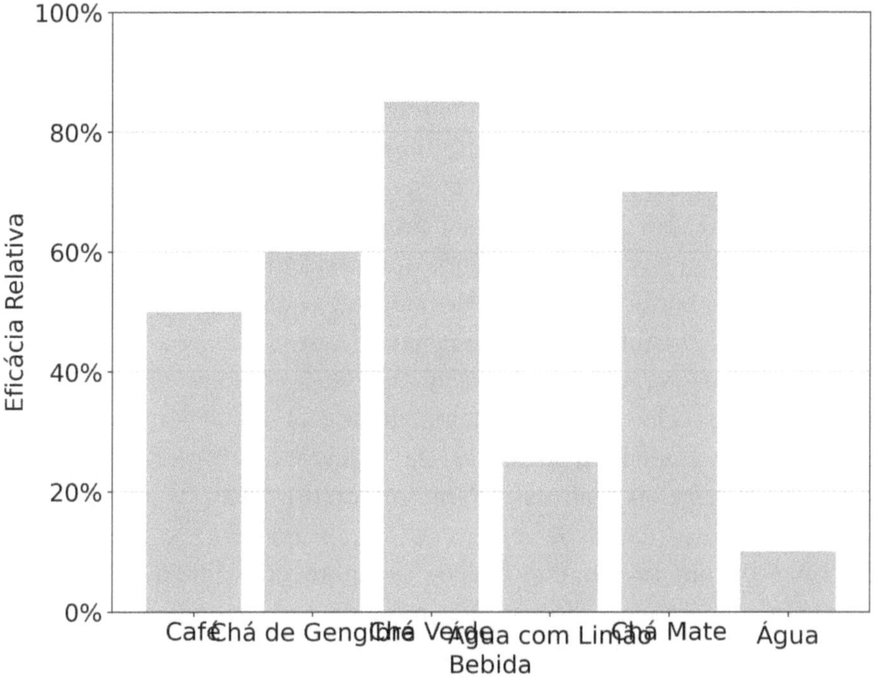

AG: Água

AL: Água com Limão

CA: Café

CG: Chá de Gengibre

CM: Chá Mate

CV: Chá Verde

O chá verde demonstra o maior potencial para aumentar o metabolismo, seguido pelo chá mate e chá de gengibre. Embora o café também forneça um impulso, seu efeito parece menos pronunciado do que o chá verde neste contexto. A água é essencial para a saúde geral e indiretamente apoia os processos metabólicos, mas não fornece um efeito estimulante direto como as outras bebidas.

Chás de Ervas

Os chás de ervas oferecem uma nova oportunidade para apoiar e influenciar o metabolismo dentro de uma dieta vegetariana. Diferentes ervas possuem propriedades específicas que podem ter um efeito positivo na digestão e no metabolismo [s64]. Assim, certas ervas podem, por exemplo, regular o metabolismo de lipídios e de carboidratos, o que pode ser especialmente benéfico durante uma dieta de metabolismo [s64]. O chá de hortelã pode, além de seu efeito digestivo, apoiar o desenvolvimento dos folículos nos ovários devido ao seu efeito antiandrogênico [s64]. O chá de alcaçuz, por sua vez, possui propriedades tanto antiandrogênicas quanto semelhantes ao estrogênio, que podem ser úteis em certos desequilíbrios hormonais [s64]. No entanto, o chá de alcaçuz deve ser consumido com cautela e após consulta a um médico ou farmacêutico devido a possíveis efeitos colaterais [s64]. Além desses efeitos específicos, os chás de ervas também podem contribuir de maneira geral para aumentar a ingestão de líquidos e fornecer ao corpo substâncias vegetais valiosas. Para um efeito ideal, é recomendável variar diferentes chás de ervas ao longo do dia. Assim, pode-se desfrutar de um revigorante chá de gengibre com limão pela manhã, um calmante chá de hortelã ao meio-dia e um relaxante chá de camomila à noite. Ao escolher os chás de ervas, preste atenção às necessidades individuais e a possíveis intolerâncias. Uma mistura de diferentes ervas, como funcho, anis e cominho, pode promover a digestão e reduzir a flatulência. Chás de rooibos e de frutas, que tecnicamente não são chás de ervas, oferecem uma alternativa saborosa e com poucas calorias a bebidas adoçadas. Beba os chás de ervas preferencialmente sem açúcar para obter o máximo benefício à saúde. Se você ainda preferir um toque doce, pode optar por adoçantes naturais como estévia ou mel. A integração de chás de ervas no plano alimentar diário pode tornar a dieta vegetariana de metabolismo variada e apoiar o organismo de maneira suave. Além dos chás de ervas já mencionados, há uma variedade de outras opções que podem ser úteis em uma dieta de metabolismo. O chá de urtiga, por exemplo, tem um efeito diurético e pode ajudar o corpo na

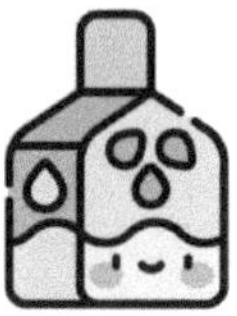

desintoxicação. O chá de dente-de-leão também possui propriedades diuréticas e promove a excreção de produtos do metabolismo. O chá mate, por sua vez, tem um efeito estimulante e pode ativar o metabolismo. Para obter o melhor efeito possível, os chás de ervas devem ser preparados frescos e deixados em infusão por um período mais longo, idealmente de 5 a 10 minutos. Assim, os valiosos ingredientes ativos podem se desenvolver de maneira ideal. O tempo de infusão pode variar dependendo do tipo de erva. Ao preparar chás de ervas, é aconselhável optar por produtos de alta qualidade provenientes de cultivo orgânico controlado, a fim de evitar possíveis resíduos de pesticidas. Uma seleção variada de chás de ervas pode, assim, contribuir de maneira valiosa para uma dieta vegetariana de metabolismo bem-sucedida.

Bom saber

Antiandrogênio

Substâncias antiandrogênicas inibem a ação dos hormônios sexuais masculinos (andrógenos). No contexto de uma dieta vegetariana de metabolismo, certos chás de ervas com propriedades antiandrogênicas podem ajudar a equilibrar desequilíbrios hormonais que podem influenciar o metabolismo.

Metabolismo de Lipídios

O metabolismo de lipídios desempenha um papel importante na dieta vegetariana de metabolismo, pois influencia o processamento e a utilização de gorduras. A escolha das gorduras e óleos vegetais corretos pode impactar positivamente o metabolismo de lipídios e apoiar a perda de peso.

Pesticida

Pesticidas são substâncias químicas utilizadas na agricultura para proteger as plantas de pragas. No contexto de uma dieta vegetariana de metabolismo, é recomendável optar por produtos orgânicos para minimizar a ingestão de pesticidas e desintoxicar o corpo.

Estrogênio

Substâncias semelhantes ao estrogênio imitam a ação do hormônio sexual feminino estrogênio. Em uma dieta vegetariana de metabolismo, elas podem ajudar a regular flutuações hormonais que podem influenciar o metabolismo. É importante coordenar a ingestão de substâncias semelhantes ao estrogênio com um médico.

Teor de ingrediente ativo de chás de ervas

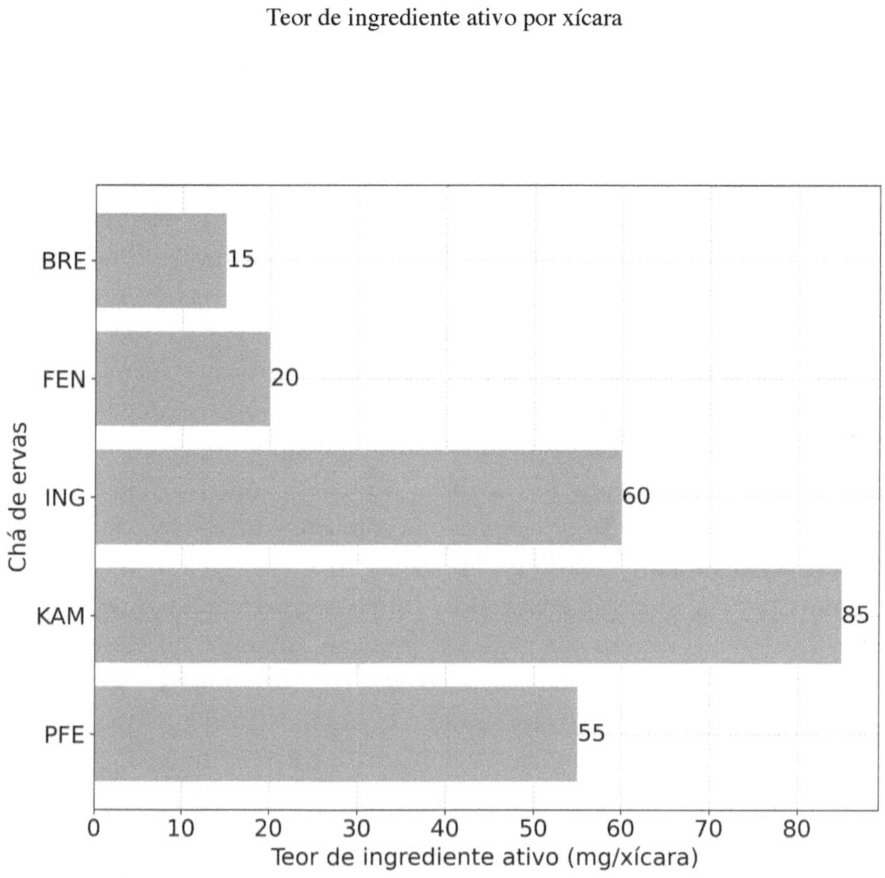

BRE: Urtiga

FEN: Funcho

ING: Gengibre

KAM: Camomila

PFE: Hortelã-pimenta

O chá de funcho tem o maior teor de ingredientes ativos benéficos para o metabolismo, seguido de gengibre e urtiga. A camomila e a hortelã-pimenta têm quantidades comparativamente baixas de ingredientes ativos relevantes para este propósito.

Ingestão de Água

A ingestão adequada de líquidos é essencial para um metabolismo funcional. A água transporta nutrientes, remove produtos de resíduos e regula a temperatura corporal. Durante uma dieta de metabolismo vegetariana, a ingestão de líquidos é especialmente relevante, pois apoia os processos de desintoxicação e promove a função renal [s65]. Uma quantidade suficiente de líquidos ajuda a eliminar eficazmente os produtos finais do metabolismo, prevenindo assim a sobrecarga dos rins. Um aumento diário de apenas 200 ml de água pode reduzir o risco de cálculos renais, que podem ocorrer com alterações no metabolismo, em até 13% [s65]. A quantidade ideal de ingestão de líquidos depende de fatores individuais, como nível de atividade e temperatura ambiente. Um bom indicador de uma hidratação adequada é a cor da urina – amarelo claro indica uma ingestão de líquidos ideal, enquanto urina de cor amarelo escuro pode ser um sinal de desidratação. Além da água, chás de ervas e frutas sem açúcar são adequados. Bebidas gaseificadas e açucaradas devem ser evitadas, pois, ao contrário do café, podem aumentar o risco de cálculos renais [s65]. Para garantir a ingestão de líquidos ao longo do dia, uma garrafa de água no local de trabalho ou um lembrete de hidratação no celular pode ser útil. Uma dieta vegetariana rica em frutas e vegetais também fornece líquidos e contribui para a saúde renal [s65]. A combinação de diferentes fontes de líquidos pode atender à necessidade de forma ideal e apoiar efetivamente a dieta de metabolismo.

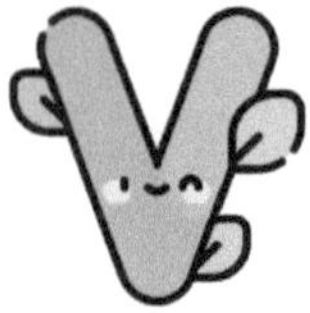

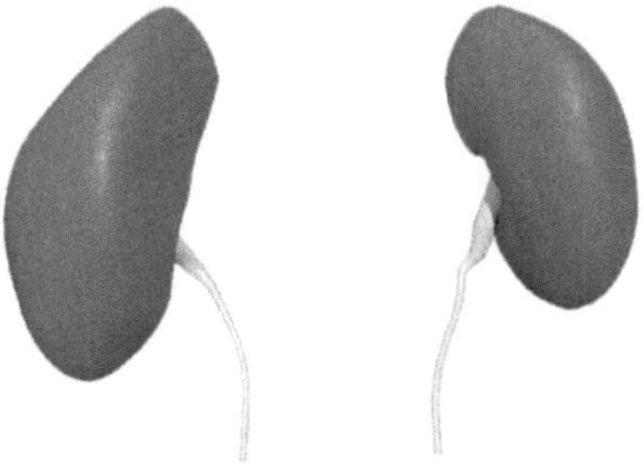

rim [i34]

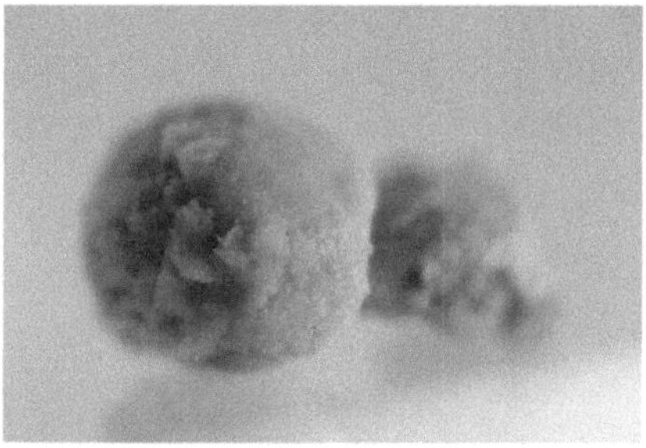

pedras nos rins [i35]

Bom saber

Cálculos Renais

Cálculos renais podem se formar devido a uma ingestão inadequada de líquidos durante alterações no metabolismo. Uma dieta de metabolismo vegetariana com água suficiente pode reduzir o risco de cálculos renais.

Hidratação

Uma hidratação adequada é importante para o transporte de nutrientes, a eliminação de produtos do metabolismo e a regulação da temperatura corporal. Especialmente em uma dieta de metabolismo vegetariana, ela apoia a desintoxicação e a função renal.

Hidratação ao Longo do Dia

Padrão ideal de ingestão de água para uma dieta metabólica vegetariana.

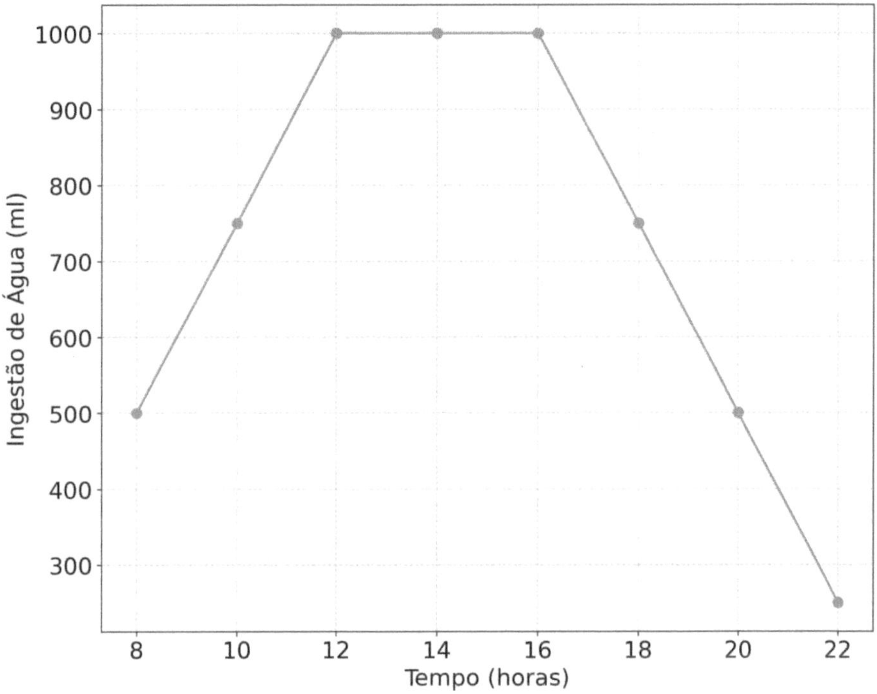

Este gráfico ilustra uma ingestão consistente de água ao longo do dia, benéfica para manter a hidratação ideal em uma dieta metabólica vegetariana. O aumento gradual pela manhã apoia as funções corporais após o sono. A ingestão sustentada previne a desidratação durante os períodos de pico de atividade. A ligeira diminuição à noite antecipa a redução da atividade durante o sono.

Conselhos concretos

- Crie seu conceito de bebida individual, que considere de forma ideal seu gosto e suas necessidades durante a cura.
- Experimente diferentes tipos de chás de ervas e frutas e descubra seus favoritos pessoais para diferentes momentos do dia.
- Prepare pela manhã uma grande jarra de água com frutas frescas, ervas ou especiarias e desfrute ao longo do dia.
- Substitua bebidas doces por caldos de legumes caseiros, que você pode aprimorar com ervas e especiarias frescas.
- Congele chás de ervas ou frutas em formas de gelo e use-os para dar um toque refrescante às suas bebidas.
- Invista em um bonito bule de chá e aprecie o ritual de preparar o chá.
- Beba seu chá de forma consciente e lenta, para aproveitar ao máximo os sabores e os efeitos benéficos.
- Monte diferentes tipos de chá em pequenos copos e faça uma degustação de chá com amigos ou familiares.
- Visite uma loja de chá e deixe-se inspirar pela variedade de sabores e tipos.
- Crie sua própria mistura de chá com diferentes ervas e especiarias.
- Cultive seu pequeno canteiro de ervas e use as ervas frescas em suas bebidas.
- Documente seu conceito de bebida em um diário e anote suas receitas e experiências favoritas.

Revisão - 3. Plano Nutricional

Um plano alimentar individual é a chave para o sucesso de uma dieta vegetariana de otimização do metabolismo. Não se trata apenas de *o que* você come, mas também de *quando* e *quanto*. Comece o seu dia com um café da manhã rico em proteínas e gorduras, que contenha carboidratos complexos em moderação. Pense em aveia com nozes, frutas vermelhas e iogurte de soja ou pão integral com abacate e brotos. Um café da manhã assim fornece energia a longo prazo e previne desejos excessivos. Experimente diferentes receitas e descubra quais combinações você mais gosta e que proporcionam uma boa sensação de saciedade. Integre aqui suas preferências pessoais e restrições para conseguir manter a dieta a longo prazo. Um café da manhã mais calórico, combinado com o jejum noturno, pode estimular ainda mais seu metabolismo.

Para o almoço, recomenda-se uma combinação de leguminosas, produtos integrais e muitos vegetais. Uma salada de lentilhas com quinoa e vegetais coloridos ou uma salada de macarrão integral com grão-de-bico e legumes grelhados são exemplos ideais. Preste atenção também à ingestão adequada de proteínas, que pode ser complementada com tofu, tempeh ou nozes. Se você comer no refeitório, escolha pratos o mais integrais possível e complemente com uma salada ou uma porção extra de vegetais. Seja criativo e experimente novas receitas para trazer variedade ao seu cardápio e enfrentar possíveis desafios, como falta de tempo ou opções limitadas.

À noite, você deve optar por uma refeição mais leve, para aliviar seu trato digestivo e promover a regeneração noturna. Concentre-se em alimentos ricos em proteínas, como tofu, tempeh ou lentilhas, combinados com vegetais ricos em fibras, como brócolis, espinafre ou couve-flor. Uma pequena porção de quinoa com vegetais cozidos no vapor e tofu ou uma grande salada com tofu grelhado e diferentes tipos de vegetais são opções adequadas. Certifique-se de fazer sua refeição noturna pelo menos três horas antes de dormir, para garantir um sono reparador. Embora a refeição da noite seja mais leve, ela ainda deve conter todos os nutrientes essenciais.

Lanches intermediários desempenham um papel importante para manter seus níveis de açúcar no sangue constantes e prevenir desejos excessivos. Opte por lanches nutritivos, como frutas com iogurte, nozes ou palitos de vegetais com hummus. Preste atenção a tamanhos de porção moderados e integre as calorias dos lanches em sua necessidade diária. Bebidas que estimulam o metabolismo, como água de gengibre, chá verde ou água aromatizada, também apoiam sua dieta. Certifique-se de ingerir água suficiente ao longo do dia. Chás de ervas, como hortelã, alcaçuz ou chá de urtiga, também podem ter efeitos positivos sobre seu metabolismo. No entanto, esteja ciente de possíveis interações e consulte um médico ou farmacêutico, se necessário.

A implementação de um plano alimentar no contexto de uma dieta vegetariana de otimização do metabolismo requer planejamento, disciplina e adaptabilidade. Seja paciente consigo mesmo, se as coisas não saírem sempre perfeitas. Ouça seu corpo, observe como ele reage a diferentes alimentos e ajuste seu plano alimentar de acordo. Com a estratégia certa e uma atitude positiva, você alcançará seus objetivos e se beneficiará das vantagens de uma alimentação saudável e vegetariana.

4. Otimização Metabólica

Você já se perguntou por que algumas pessoas parecem manter seu peso sem esforço, enquanto outras lutam, apesar de terem a mesma alimentação? O metabolismo segue uma complexa interação entre ritmos biológicos e influências externas, que podemos direcionar de forma intencional. A natureza nos oferece ferramentas surpreendentes que podem estimular o metabolismo de maneira suave. Com o conhecimento adequado, é possível otimizar esse motor interno de forma sistemática - sem intervenções artificiais ou proibições rigorosas. Descubra como transformar seu metabolismo em seu maior aliado.

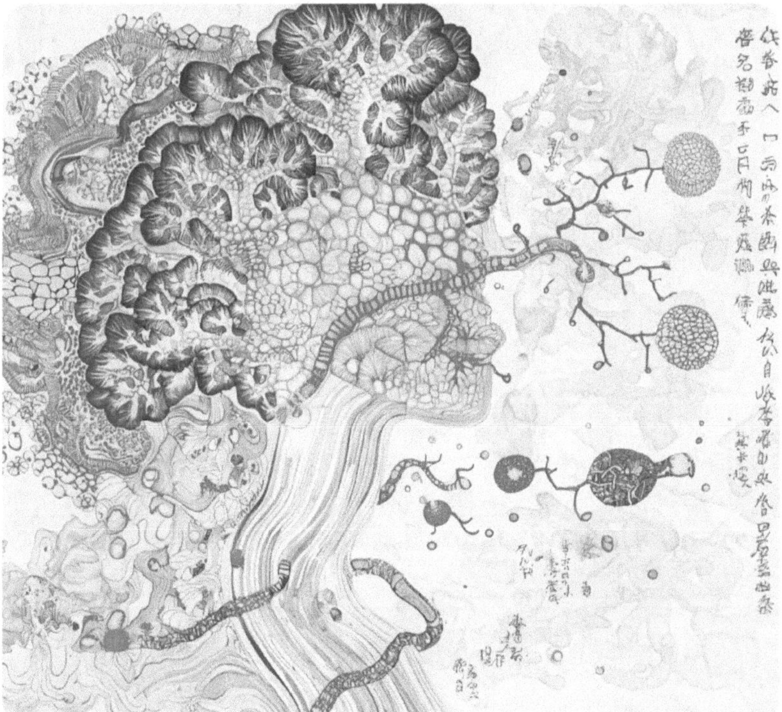

4. 1 Aceleradores Naturais

Os aceleradores naturais do metabolismo oferecem um grande potencial para uma queima de gordura otimizada e regulação de peso. No entanto, o uso de especiarias e plantas medicinais requer atenção, pois alguns ingredientes podem ter consequências indesejadas para a saúde. Encontrar o equilíbrio certo entre a estimulação do metabolismo e a segurança para a saúde é crucial para o sucesso de uma dieta metabólica vegetariana. Alimentos termogênicos aumentam o consumo de energia e podem, assim, influenciar positivamente o metabolismo. O mecanismo de ação desses alimentos é complexo e varia desde a ativação do tecido adiposo marrom até o aumento da capacidade oxidativa dos músculos. Descubra a seguir como integrar de forma eficaz e segura os aceleradores naturais em sua dieta metabólica vegetariana.

Um uso moderado de especiarias e plantas medicinais é importante, pois alguns ingredientes, apesar de potencialmente estimularem o metabolismo, também podem ter efeitos negativos na saúde. Uma dieta variada e baseada em plantas minimiza esses riscos e fornece, ao mesmo tempo, uma variedade de nutrientes.

Temperos

Os temperos conferem aroma e sabor aos pratos e podem desempenhar um papel importante na culinária vegetariana, proporcionando variedade nas receitas. Além dos aspectos gustativos, alguns temperos também influenciam o metabolismo. O chili, por exemplo, contém capsaicina, que estimula a termogênese, a produção de calor do corpo, aumentando temporariamente o consumo de energia. O gengibre também pode influenciar o metabolismo e promover a atividade gastrointestinal. O açafrão contém curcumina, que possui propriedades anti-inflamatórias e antioxidantes. No entanto, os temperos devem ser usados com cautela, pois alguns componentes podem ter efeitos adversos à saúde, de acordo com pesquisas atuais. Algumas ervas e temperos contêm alquenilbenzenos (AB), que mostraram atividade carcinogênica em testes com animais. Entre os compostos AB estão o safrol, o estragol e metil-eugenol. O safrol, presente em vários temperos, foi associado a tumores hepáticos em estudos com animais. O mesmo se aplica ao estragol e ao metil-eugenol, que também mostraram propriedades carcinogênicas em testes. Além disso, α- e β-asaron, componentes de alguns óleos essenciais, mostraram atividade carcinogênica em estudos com ratos. Esses resultados ressaltam a importância de um uso moderado dos temperos, mesmo que a transferibilidade dos resultados de testes em animais para humanos nem sempre seja clara. Além dos compostos AB, existem outras substâncias potencialmente problemáticas em certas plantas. O ácido aristoloquênico I, encontrado na família Aristolochiaceae, é classificado como cancerígeno para humanos devido às suas propriedades genotóxicas. A cicassina, proveniente das nozes de cicadáceas, e o ptaquilosídeo, do samambaia-adler, também foram associados ao desenvolvimento de câncer em testes com animais. O furan, que pode ser gerado durante o processamento de alimentos, e o aditivo alimentar benzofenona mostraram atividade carcinogênica em testes com animais. Esses exemplos evidenciam a importância de um uso consciente dos temperos e de uma dieta variada para minimizar riscos potenciais. Uma dieta vegetariana equilibrada, rica em vegetais, frutas, leguminosas e grãos integrais, oferece uma ampla gama de nutrientes e pode ajudar a reduzir a necessidade de temperos altamente aromatizantes. Whiting, S., Derbyshire, E., & Tiwari, B. K. (2012). Capsaicinoides e capsinoides. Um papel potencial para o controle de peso? Uma revisão sistemática das evidências. *Appetite*, *59*(2), 341–348. Ernst, E., & Pittler, M. H. (2000). Eficácia do Zingiber officinale (gengibre) para náuseas e vômitos: uma revisão sistemática de ensaios clínicos randomizados. *British Journal of Anaesthesia*, *84*(3), 367–371. Smith, R. L., & Williams, G. M. (2014). *Toxicologia e Avaliação de Risco de Produtos Químicos em Alimentos*. John Wiley & Sons.

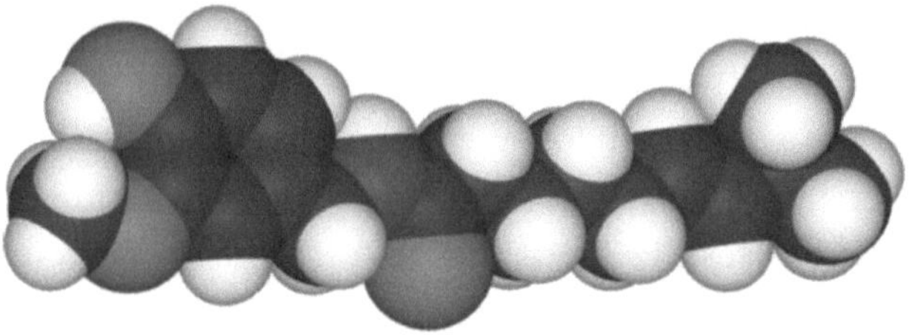

Capsaicina [i36]

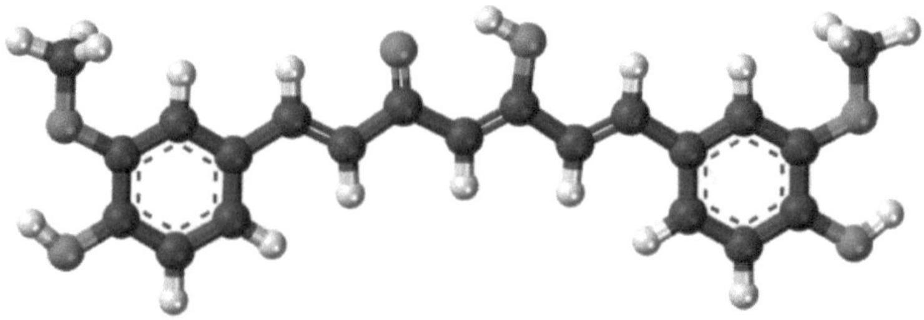

Curcumina [i37]

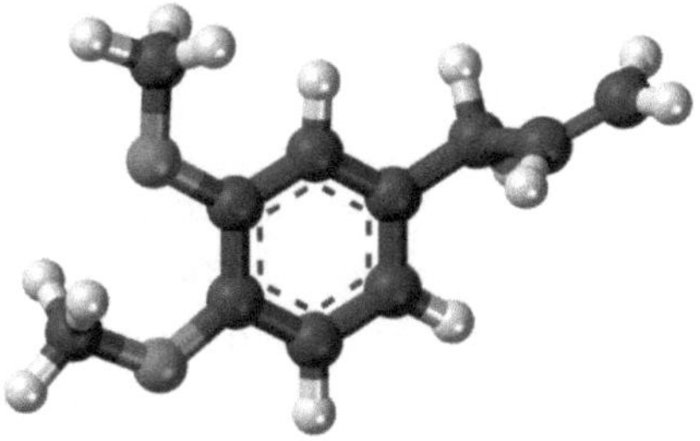

Metileugenol [i38]

Bom saber

Alquenilbenzenos

Os alquenilbenzenos (AB) são um grupo de compostos químicos encontrados em alguns temperos e ervas. Alguns AB, como safrol, estragol e metil-eugenol, foram associados a riscos à saúde em testes com animais. Em uma dieta vegetariana, é recomendável um uso moderado de temperos que contenham AB.

Capsaicina

A capsaicina é a substância picante encontrada nas pimentas. Ela pode estimular o metabolismo e promover a queima de gordura, o que pode ser útil em uma dieta vegetariana. No entanto, o consumo excessivo pode levar a desconfortos gastrointestinais.

Metil-Eugenol

O metil-eugenol é um alquenilbenzeno encontrado em certos temperos. Preocupações de saúde foram levantadas em testes com animais. Durante uma dieta vegetariana, o consumo de temperos que contenham metil-eugenol deve ser limitado.

Termogênese

A termogênese é a produção de calor no corpo resultante da atividade metabólica. Gengibre, chili e outros temperos podem estimular a termogênese, influenciando positivamente o metabolismo e a queima de gordura. Em uma dieta vegetariana, o uso direcionado de tais temperos pode acelerar o metabolismo.

Aumento do metabolismo por especiarias

Efeito térmico das especiarias

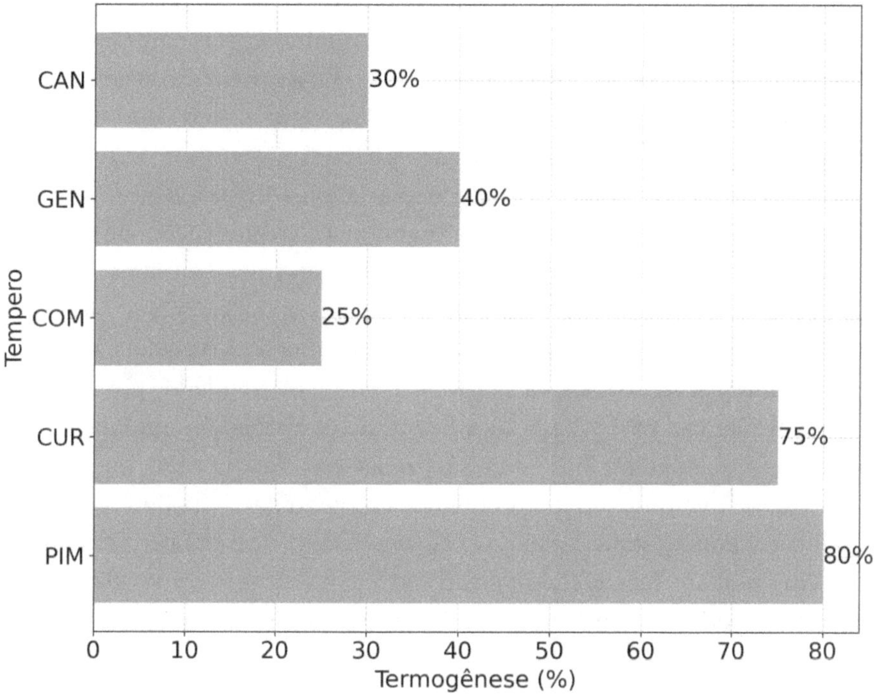

CAN: Pimenta

CUR: Cúrcuma

PIM: Canela

COM: Cominho

GEN: Gengibre

Pimenta e gengibre apresentam o maior efeito termogênico e podem acelerar significativamente o metabolismo. Cúrcuma, canela e cominho também contribuem, embora menos, para o aumento do metabolismo.

Plantas Medicinais

As plantas medicinais oferecem, além das especiarias já mencionadas, uma outra possibilidade de influenciar positivamente a saúde e o metabolismo. Os fitoquímicos, substâncias bioativas nas plantas, atuam de diversas maneiras no corpo. Eles estão presentes em frutas, vegetais, azeite de oliva, leguminosas, bem como em bebidas como chá e café. [s66] Três grupos importantes de fitoquímicos são flavonoides, carotenoides e alcaloides. Os flavonoides, conhecidos por suas propriedades antioxidantes, podem promover a saúde do coração e ter efeito anticancerígeno. [s67] Eles protegem as células contra danos causados por radicais livres e, assim, contribuem para a prevenção de doenças crônicas. Os carotenoides, como o beta-caroteno nas cenouras, também oferecem proteção contra vários tipos de câncer e apoiam a saúde dos olhos e da pele. [s67] Uma dieta rica em alimentos vegetais ricos em antioxidantes está associada a uma menor mortalidade por doenças cardiovasculares. [s67] Isso significa que o consumo regular de, por exemplo, frutas vermelhas, que são ricas em flavonoides, ou vegetais de folhas verdes, que contêm carotenoides, pode contribuir significativamente para a saúde. Os alcaloides, que incluem a cafeína, também podem ter efeitos positivos. Um alcaloide de uma fruta específica pode, por exemplo, reduzir comportamentos semelhantes à ansiedade e depressão em roedores e proteger neurônios no hipocampo, a região do cérebro responsável pelo aprendizado e memória. [s66] Além disso, extratos de certas plantas medicinais podem regular o microbioma e fortalecer a barreira intestinal, o que é essencial para uma digestão saudável e a absorção de nutrientes. [s66] Esses efeitos positivos na saúde intestinal podem indiretamente influenciar o metabolismo, uma vez que um microbioma intestinal saudável otimiza a absorção e utilização de nutrientes.

Flavanóis, uma subcategoria dos flavonoides, podem melhorar a saúde vascular, reduzindo a pressão arterial e promovendo a função endotelial. [s66] Comparando com um motor bem lubrificado, vasos saudáveis contribuem para um funcionamento suave do corpo e, assim, também apoiam as funções metabólicas. Além disso, certas plantas mostram potenciais benefícios em diabetes e complicações microvasculares, reduzindo os níveis de açúcar no sangue, estresse oxidativo e inflamações. [s66] Um nível equilibrado de açúcar no sangue é importante não apenas para diabéticos, mas para qualquer um que deseje apoiar seu metabolismo de forma ideal. Portanto, as plantas medicinais podem ser integradas de várias maneiras em uma dieta vegetariana para otimização do metabolismo, seja como chá, como ingrediente em smoothies ou como tempero em diversos pratos.

Bom saber

Barreira Intestinal

A camada de proteção no intestino que impede a entrada de substâncias nocivas no corpo e pode ser fortalecida por extratos de plantas medicinais, melhorando a absorção de nutrientes em uma dieta vegetariana.

Flavanóis

Uma subcategoria dos flavonoides que podem melhorar a saúde vascular e, assim, influenciar positivamente o metabolismo, o que é benéfico em uma dieta vegetariana.

Substâncias Bioativas

Conexões específicas em alimentos que têm efeitos positivos no corpo além do valor nutricional puro e podem influenciar o metabolismo em uma dieta vegetariana.

Aceleradores Herbais do Metabolismo (Vegetarianos)

Eficácia e concentração de aceleradores herbais do metabolismo em uma dieta vegetariana.

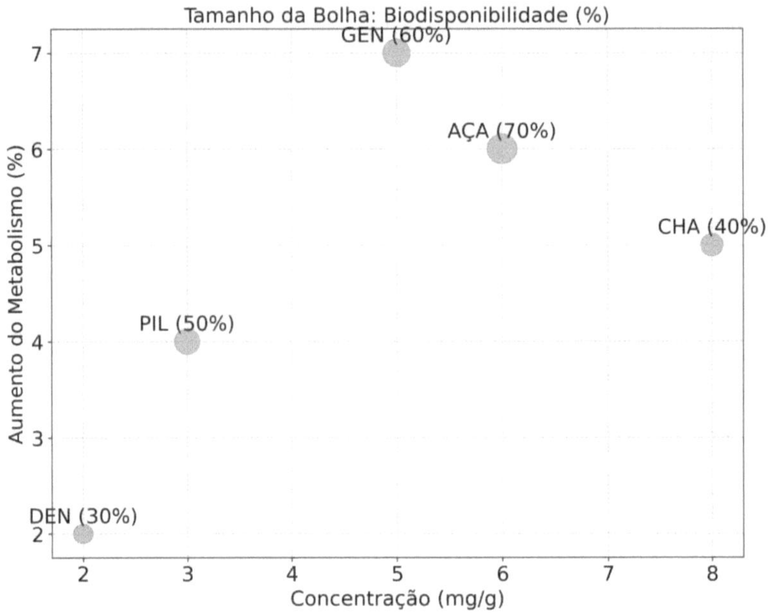

Blasengröße: Biodisponibilidade (%)

AÇA: Açafrão

CHA: Chá Verde

DEN: Dente-de-leão

GEN: Gengibre

PIL: Pimenta

O gengibre demonstra um forte efeito apesar da concentração moderada, sugerindo alta biodisponibilidade. O chá verde, embora altamente concentrado, mostra um efeito mais suave, indicando potencialmente menor absorção ou uma ação mais suave. O dente-de-leão, com baixa concentração e efeito, pode ser mais adequado como um reforço suplementar. A pimenta, apesar da baixa concentração, apresenta um efeito notável, possivelmente devido às suas propriedades termogênicas. Esta visualização sugere que a concentração por si só não determina a eficácia e outros fatores como biodisponibilidade e respostas individuais desempenham um papel crucial.

Alimentos Termogênicos

Alimentos termogênicos estimulam a produção de calor no corpo e, assim, aumentam o consumo de energia. Esse efeito, chamado de termogênese, ajuda a queimar mais calorias, mesmo em períodos de repouso. [s68] A termogênese é influenciada por vários fatores, incluindo a composição da dieta. Uma alimentação com uma maior proporção de alimentos termogênicos pode aumentar o consumo de energia em repouso (REE). [s69] Isso significa que o corpo queima mais energia mesmo em estado de repouso. Alimentos termogênicos atuam de maneiras diferentes. Alguns ativam o tecido adiposo marrom, um tipo especial de tecido adiposo que produz calor. Outros aumentam a capacidade oxidativa dos músculos, promovendo a queima de gordura durante a atividade física. [s68] Extratos vegetais, ricos em bioaktiven_substanzen, desempenham um papel especial aqui. Eles ativam vias de sinalização que estimulam a biogênese mitocondrial e a atividade termogênica. [s68] As mitocôndrias são as usinas de energia das células, e uma atividade mitocondrial aumentada leva a um maior consumo de energia. Os efeitos positivos da termogênese não se limitam apenas à redução de peso. Eles também podem ajudar a aliviar distúrbios metabólicos e melhorar a stoffwechselgesundheit geral. [s68] Quem deseja acelerar seu metabolismo de forma natural pode alcançar isso através da seleção cuidadosa de alimentos. Assim, o aumento do consumo de alimentos com efeito termogênico pode aumentar o consumo de energia e estimular a queima de gordura. Pesquisas futuras se concentrarão em como essas descobertas podem ser traduzidas em recomendações dietéticas concretas para prevenir e combater doenças metabólicas de forma eficaz. [s68] Um plano alimentar rico em alimentos termogênicos pode, portanto, ser uma parte valiosa de uma dieta vegetariana para o metabolismo.

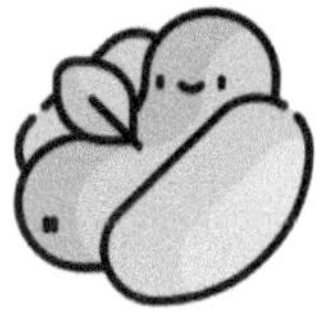

Bom saber

Biogênese Mitocondrial

A biogênese mitocondrial é o processo de formação de novas mitocôndrias, as usinas de energia das células. Uma dieta vegetariana com foco em certos nutrientes pode promover a biogênese mitocondrial, resultando em uma maior produção de energia e um metabolismo acelerado.

Capacidade Oxidativa

A capacidade oxidativa dos músculos descreve sua habilidade de queimar gordura através da oxidação. Uma dieta vegetariana com foco em alimentos termogênicos e atividade física pode melhorar a capacidade oxidativa dos músculos, aumentando assim a queima de gordura durante o exercício.

Distúrbios Metabólicos

Distúrbios metabólicos são condições que afetam o metabolismo do corpo, como resistência à insulina ou diabetes. Uma dieta vegetariana pode ajudar a melhorar distúrbios metabólicos, regulando o metabolismo e otimizando a utilização de nutrientes.

Extratos Vegetais

Extratos vegetais, obtidos de várias partes de plantas, podem conter substâncias bioativas que influenciam o metabolismo. No contexto de uma dieta vegetariana, extratos de chá verde, gengibre ou pimenta podem estimular o metabolismo e apoiar a queima de gordura.

Efeito térmico de alimentos vegetarianos comuns

Termogênese de alimentos selecionados (escala relativa)

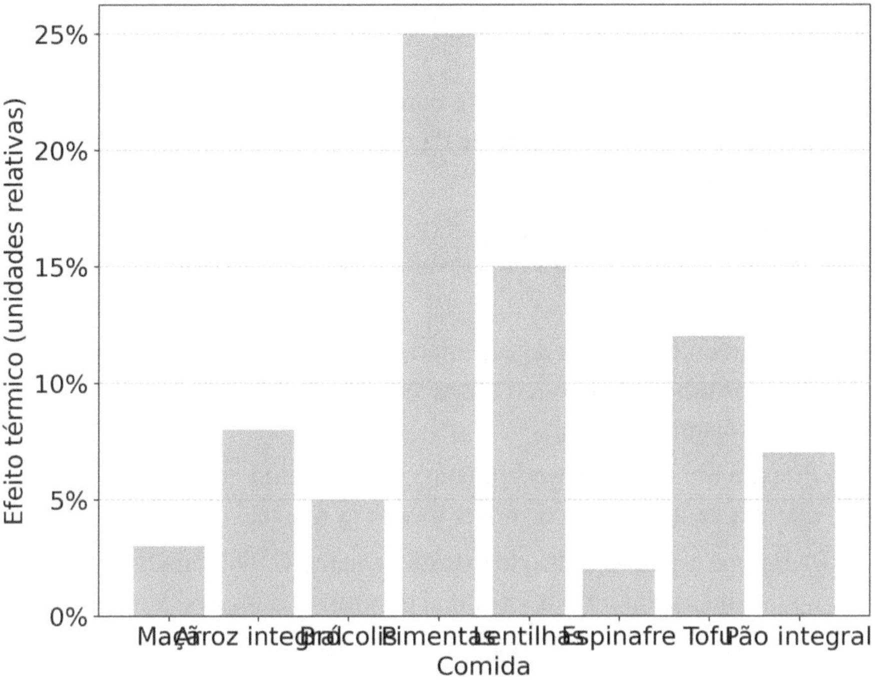

AI: Arroz integral

BR: Brócolis

ES: Espinafre

LE: Lentilhas

MA: Maçã

PI: Pimentas

TO: Tofu

As pimentas apresentam o maior efeito térmico entre os alimentos listados, provavelmente devido à capsaicina. Alimentos ricos em proteínas, como lentilhas e tofu, também mostram um efeito térmico notável, enquanto carboidratos como arroz integral e pão integral têm um impacto moderado. Frutas e vegetais geralmente exibem um efeito térmico menor.

Conselhos concretos

- Aumente sua atividade metabólica adicionando uma pitada de pimenta caiena à sua comida diariamente.
- Beba pela manhã um copo de água morna com gengibre fresco ralado e um toque de suco de limão para ativar suavemente seu metabolismo.
- Enriqueça seus smoothies com cúrcuma e pimenta-do-reino para aumentar a biodisponibilidade da curcumina e aproveitar suas propriedades anti-inflamatórias.
- Aperfeiçoe suas saladas com ervas frescas picadas, como salsa, coentro ou hortelã, para promover a digestão e estimular o metabolismo.
- Experimente misturas de especiarias com canela, cardamomo e cravo para dar um toque exótico aos seus pratos enquanto apoia o metabolismo.
- Prepare um chá de ervas com alecrim e tomilho para estimular a queima de gordura e promover a clareza mental.
- Adicione algumas gotas de extrato de semente de grapefruit à sua água para apoiar a flora intestinal e otimizar o metabolismo.
- Incorpore urtiga à sua dieta, preparando-a como chá, sopa ou espinafre, para impulsionar o metabolismo e promover a desintoxicação.
- Use raiz de dente-de-leão como substituto do café para desintoxicar seu fígado e apoiar o metabolismo.
- Beba diariamente um chá mate para aumentar sua energia e estimular o metabolismo.
- Desfrute de uma xícara de chá verde com um pedaço de chocolate amargo (com pelo menos 70% de cacau) após as refeições para promover a queima de gordura e intensificar o efeito antioxidante.

4. 2 Ritmo Circadiano

Seu metabolismo está intimamente ligado ao seu ritmo diário. Horários irregulares de sono e alimentação perturbam esse ritmo e podem levar a problemas metabólicos, redução da qualidade do sono e aumento do risco de sobrepeso. A forma como você se alimenta e a distribuição das refeições ao longo do dia também influenciam significativamente seu metabolismo e equilíbrio hormonal. Descubra como otimizar seu ritmo diário e apoiar da melhor forma sua dieta vegetariana para o metabolismo.

Um ritmo diário regular com horários fixos para dormir e comer, alinhado ao ritmo circadiano natural, otimiza o metabolismo e reduz o estresse.

Otimização do Sono

O sono é essencial para um metabolismo saudável e a regeneração do corpo. A sincronização dos horários de sono e alimentação desempenha um papel crucial. Ao restringir a ingestão de alimentos a uma determinada janela do dia, entre outras coisas, através do intermittierendes_fasten, a metabolische_gesundheit pode ser melhorada [s70]. Comer durante o dia e jejuar à noite apoia a biologia circadiana natural, o que pode contribuir para um melhor metabolismo [s70]. Por outro lado, comer à noite está associado a uma qualidade e duração do sono reduzidas, aumentando o risco de sobrepeso e doenças relacionadas [s70]. Horários de alimentação irregulares ou luz artificial perturbam o circadianen_rhythmus e podem levar a doenças metabólicas [s71]. A ingestão alimentar restrita no tempo, onde a ingestão de alimentos é limitada a uma determinada janela de tempo, pode prevenir doenças metabólicas. Uma janela de alimentação de 8 a 10 horas mostrou ter efeitos positivos na saúde metabólica em estudos, enquanto janelas mais curtas podem não ser sustentáveis a longo prazo [s72]. Manter os ritmos circadianos na alimentação é crucial para maximizar os benefícios à saúde da ingestão alimentar restrita no tempo [s72]. Dietas de jejum podem aumentar a duração do sono em dias de jejum, especialmente nas primeiras semanas [s73]. No entanto, os efeitos sobre a qualidade do sono são inconsistentes, com alguns estudos não mostrando mudanças significativas [s73]. O jejum durante o Ramadã, por exemplo, pode levar a um aumento da sonolência diurna e a padrões de sono alterados, como horários de sono e vigília atrasados [s73]. Dietas de jejum podem, em certas circunstâncias, ser usadas como terapia complementar para distúrbios do sono [s73]. Horários regulares de alimentação estabilizam os ritmos circadianos e melhoram a saúde metabólica [s71]. A interação entre ritmos circadianos e ingestão alimentar é importante para a manutenção da saúde e prevenção de doenças [s71]. Jejuar por períodos mais longos à noite também pode ser uma estratégia viável para melhorar a saúde e prevenir doenças [s70]. Na dieta vegetariana, é importante garantir a ingestão de nutrientes durante os horários de alimentação para fornecer ao corpo o suporte ideal e apoiar o metabolismo. Evitar refeições tardias e estabelecer um ritmo de sono-vigília regular contribui para uma melhor qualidade do sono e um metabolismo saudável. Um ritmo de sono consistente, com cerca de 7-8 horas de sono por noite, apoia a regeneração do corpo e a regulação do equilíbrio hormonal, o que, por sua vez, influencia positivamente o metabolismo.

Distribuição Ideal do Ciclo do Sono

Distribuição típica da fase do sono para metabolismo otimizado.

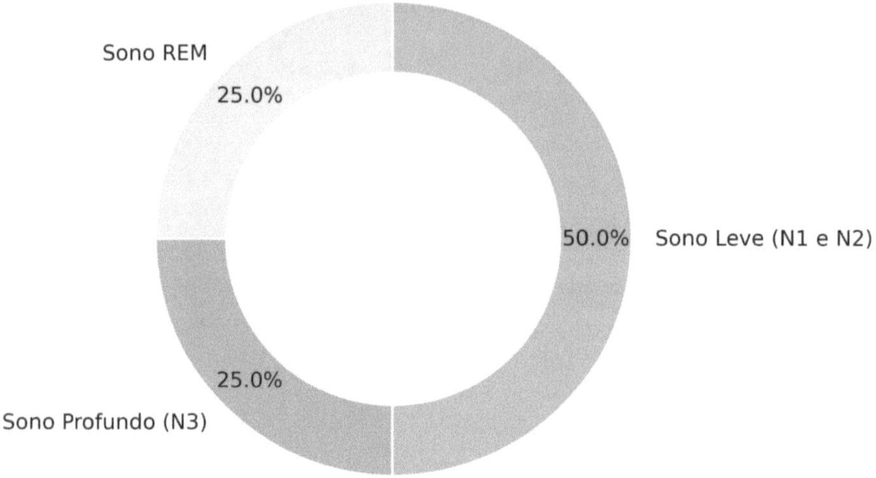

- SL: Sono Leve (N1 e N2)
- SP: Sono Profundo (N3)
- SR: Sono REM

Um ciclo de sono equilibrado, como descrito, prioriza o sono profundo para restauração física e o sono REM para funções cognitivas. Esta distribuição suporta os processos metabólicos e o bem-estar geral numa dieta vegetariana. Possíveis desequilíbrios podem indicar a necessidade de ajustes na higiene do sono.

Redução do Estresse

O estresse influencia o metabolismo e vice-versa. Um ritmo diário perturbado, como o causado por trabalho em turnos ou horários de sono irregulares, pode levar ao estresse oxidativo e à resistência à insulina [s74]. O estresse oxidativo, por sua vez, danifica células e tecidos e contribui para o desenvolvimento de doenças crônicas. Para contrabalançar isso, a estabilização do ritmo diário por meio de horários regulares de sono e alimentação é central. Uma rotina diária organizada, com horários fixos para refeições e sono, pode ajudar o corpo a reencontrar seu ritmo natural e regular os hormônios do estresse. Assim, uma caminhada ao ar livre pela manhã, que ajuda o corpo a se orientar temporalmente através da luz solar, ou um ritual relaxante à noite antes de dormir, como ler um livro com luz suave, pode ajudar a estabilizar o zirkadianen_rhythmus. A forma como distribuímos nossas refeições ao longo do dia também desempenha um papel em nosso metabolismo e equilíbrio hormonal [s75]. Concentrando a ingestão calórica, especialmente a de carboidratos, no almoço e início da tarde, podemos otimizar a liberação de insulina e evitar picos de açúcar no sangue. Além disso, a ordem em que consumimos os alimentos dentro de uma refeição pode influenciar a reação glicêmica. Começar com vegetais ricos em fibras, seguido de alimentos ricos em proteínas e, finalmente, acompanhamentos ricos em amido, pode contribuir para um nível de açúcar no sangue mais estável [s75]. Essa estratégia nutricional, na qual a ingestão calórica é ajustada em termos de tempo e composição, é chamada de Crononutrição e pode ser considerada um complemento a um estilo de vida que reduz o estresse.

Bom saber

Crononutrição

A crononutrição aborda a influência do momento da ingestão de alimentos sobre o metabolismo. No contexto de uma dieta de metabolismo vegetariano, a distribuição intencional da ingestão de nutrientes ao longo do dia, por exemplo, através de refeições ricas em carboidratos no almoço, pode otimizar o metabolismo e promover a perda de peso.

Reação Glicêmica

A reação glicêmica descreve o quanto um alimento influencia o nível de açúcar no sangue. Em uma dieta de metabolismo vegetariano, é importante escolher alimentos com baixa reação glicêmica para evitar picos de açúcar no sangue e manter o metabolismo estável. A ordem dos alimentos dentro de uma refeição pode influenciar a reação glicêmica.

Resistência à Insulina

A resistência à insulina significa que as células do corpo não respondem adequadamente ao hormônio insulina, levando a níveis elevados de açúcar no sangue. Um ritmo diário regular com horários fixos para refeições pode melhorar a sensibilidade à insulina e, assim, apoiar o metabolismo em uma dieta de metabolismo vegetariano.

Atividades Diárias de Redução do Estresse

Alocação de tempo para atividades de redução do estresse.

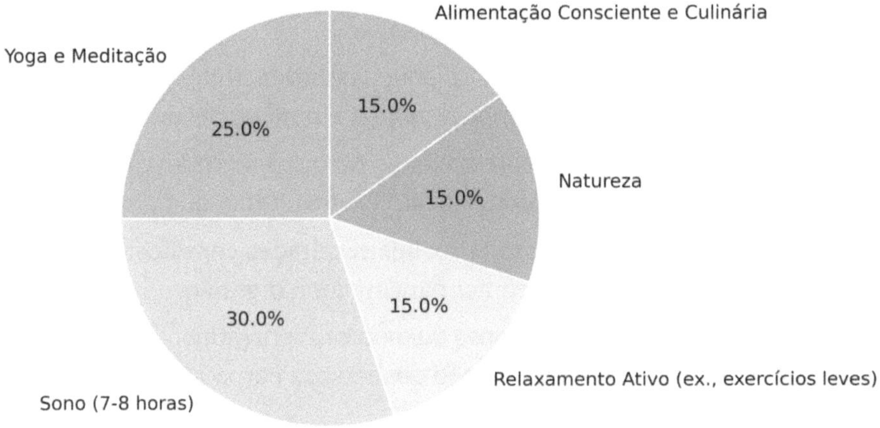

ALM: Alimentação Consciente e Culinária IOM: Yoga e Meditação

NAT: Natureza RAT: Relaxamento Ativo (ex., exercícios leves)

SON: Sono (7-8 horas)

Uma abordagem equilibrada para a redução do estresse é evidente, com um foco significativo em práticas de atenção plena como ioga e meditação. O sono adequado desempenha um papel crucial, enquanto o relaxamento ativo e o tempo na natureza contribuem para o bem-estar geral. Esta distribuição sugere uma abordagem holística para o gerenciamento do estresse, incorporando o bem-estar físico, mental e emocional.

Conselhos concretos

- Sincronize seu ritmo diário com a luz do sol. Levante-se com o nascer do sol e diminua a luz à noite para ajustar seu relógio interno.
- Faça sua refeição principal quando o sol estiver no seu ponto mais alto. Assim, você aproveita a energia natural do dia de forma ideal para a digestão.
- Incorpore uma "refeição com luz" em seu dia. Desfrute conscientemente de uma pequena porção de sua refeição favorita sob a luz do sol para estimular o metabolismo.
- Beba um copo de água com um pouco de sal marinho pela manhã. Isso apoia a produção hormonal natural e o metabolismo.
- Movimente-se ritmicamente ao longo do dia. Incorpore caminhadas curtas ou exercícios de alongamento em sua rotina de trabalho.
- Conecte suas refeições a um ritual de respiração consciente. Respire profundamente antes de comer para apoiar a digestão.
- Ouça seu corpo e coma apenas quando estiver realmente com fome. Ignore horários fixos de refeição quando seu corpo não precisar de alimento.
- Varie sua janela de alimentação. Experimente períodos de alimentação mais longos e mais curtos para encontrar seu ritmo ideal.
- Estabeleça um ritmo noturno fixo. Uma xícara de chá de ervas e um bom livro ajudam você a relaxar e se preparar para o sono.
- Passe a última hora antes de dormir no escuro ou à luz de velas. Isso promove a produção de melatonina e o prepara para um sono reparador.

4. 3 Métodos de Ativação

As aplicações de troca oferecem diversas possibilidades para otimizar o metabolismo vegetariano. Diferentes combinações de nutrientes, a rotação de frutas e vegetais, bem como variações na preparação, influenciam a absorção e utilização de nutrientes. Uma oferta equilibrada de todos os nutrientes essenciais e a prevenção de deficiências são desafios centrais. Técnicas de respiração complementam a dieta vegetariana e oferecem novas maneiras de regular o metabolismo. Exercícios respiratórios direcionados influenciam a absorção de oxigênio e podem, assim, apoiar a produção de energia e a queima de nutrientes. Técnicas de relaxamento reduzem o estresse, que pode impactar negativamente o metabolismo. Descubra a seguir como integrar essas metodologias de forma eficaz em seu cotidiano vegetariano e melhorar seus processos metabólicos de maneira sustentável.

A variedade é a chave para a otimização do metabolismo: varie sua dieta vegetariana através da troca intencional de alimentos, grupos de nutrientes, métodos de preparo e complemente-a com diversas técnicas de respiração e relaxamento.

Aplicações de Alternância

As aplicações de alternância no contexto de uma dieta vegetariana podem ter vários efeitos positivos sobre o metabolismo. Não se trata de uma troca constante entre dietas vegetarianas e não vegetarianas, mas sim de variações *dentro* do plano alimentar vegetariano. Através da alternância intencional de certos grupos alimentares ou composições nutricionais, os processos metabólicos podem ser otimizados e os processos inflamatórios podem ser combatidos [s76]. Uma abordagem consiste em variar a ingestão de certos macronutrientes, como carboidratos e proteínas, em diferentes dias. Assim, em alguns dias, o foco pode estar em komplexen_kohlenhydraten de produtos integrais, leguminosas e vegetais, enquanto em outros dias, alimentos ricos em proteínas, como tofu, tempeh, nozes e sementes, estão em destaque. Essa ajuste cíclico da ingestão de nutrientes pode estimular o metabolismo e, ao mesmo tempo, evitar uma oferta unidimensional de nutrientes. Outro aspecto das aplicações de alternância diz respeito à rotação intencional de diferentes tipos de vegetais e frutas dentro da dieta vegetariana. Assim, o corpo se beneficia de uma ampla gama de vitaminas, minerais e sekundaeren_pflanzenstoffen. Vegetais crucíferos, como brócolis e

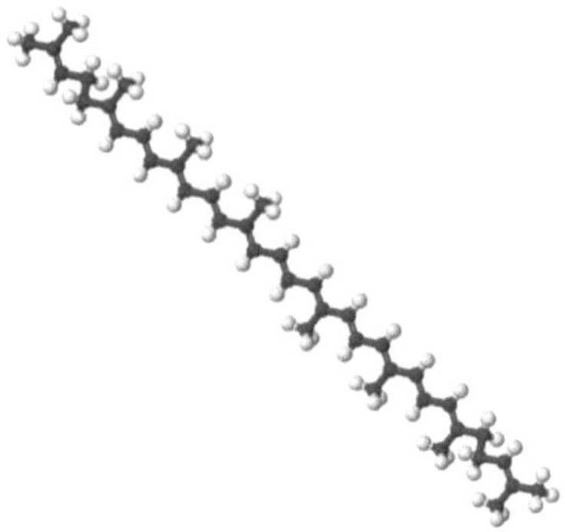

Licopeno [i39]

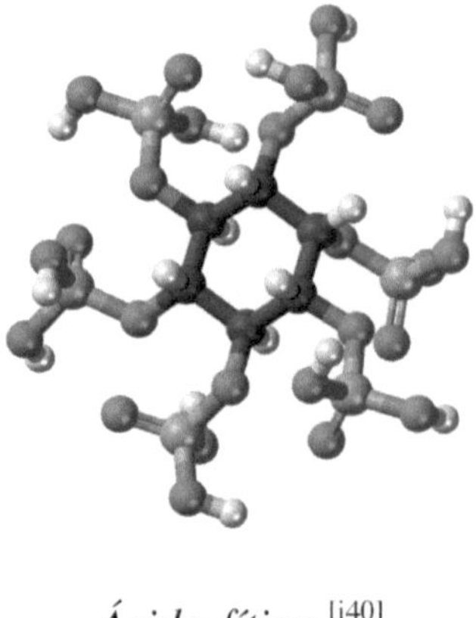

Ácido fítico [i40]

couve-flor, contêm, por exemplo, glucosinolatos, que são atribuídos a propriedades desintoxicantes, enquanto frutas vermelhas são ricas em antioxidantes. A rotação regular dentro desses grupos alimentares otimiza a oferta de nutrientes e maximiza o efeito positivo sobre o metabolismo. Além disso, a alternância entre alimentos crus e cozidos pode influenciar a bioacessibilidade de certos nutrientes. Por exemplo, o licopeno solúvel em gordura em tomates cozidos é mais disponível do que em tomates crus. As aplicações de alternância também podem melhorar a absorção de ferro e zinco, dois nutrientes que podem ser críticos em dietas vegetarianas. A combinação de alimentos ricos em ferro, como lentilhas, com alimentos ricos em vitamina C, como pimentões, aumenta a absorção de ferro. A ácido fítico, que ocorre em grãos e leguminosas, pode inibir a absorção de zinco. Através da imersão, germinação ou fermentação desses alimentos, o teor de ácido fítico pode ser reduzido e a disponibilidade de zinco melhorada. Essas estratégias de aplicação de alternância ajudam a garantir uma oferta adequada de todos os nutrientes essenciais. Além disso, o método de preparo oferece oportunidades para aplicações de alternância. Cozinhar no vapor, fritar, grelhar ou escaldar – cada método de cozimento altera o conteúdo nutricional e a digestibilidade dos alimentos. A variedade na preparação não só proporciona diversidade de sabores, mas também contribui para uma absorção ideal de nutrientes. A combinação de diferentes métodos de preparo permite aproveitar as vantagens de cada um. Assim, ao cozinhar no vapor, muitas vitaminas solúveis em água são preservadas, enquanto a fritura gera aromas intensos. É importante alternar os diferentes métodos de cozimento ao longo da semana para garantir uma gama o mais ampla possível de nutrientes e apoiar o metabolismo de forma ideal.

Bom saber

Ácido Fítico

O ácido fítico pode inibir a absorção de minerais, portanto, é importante reduzi-lo através da imersão ou germinação.

Ajuste Cíclico

O ajuste cíclico da ingestão de nutrientes previne deficiências e apoia o metabolismo.

Aplicações de Alternância

As aplicações de alternância ajudam a estimular o metabolismo, fornecendo diferentes nutrientes e influenciando positivamente a variedade de alimentos.

Bioacessibilidade

A bioacessibilidade indica quão bem o corpo pode absorver nutrientes dos alimentos, o que é crucial para a eficácia da dieta de metabolismo.

Licopeno

O licopeno é um antioxidante encontrado em tomates e pode ser melhor absorvido pelo corpo quando cozido.

Macronutrientes

Carboidratos, proteínas e gorduras são macronutrientes que são consumidos em quantidades variadas na dieta vegetariana para estimular o metabolismo.

Eficácia dos Métodos de Transição Vegetariana

Comparação de várias abordagens para a adoção de uma dieta vegetariana

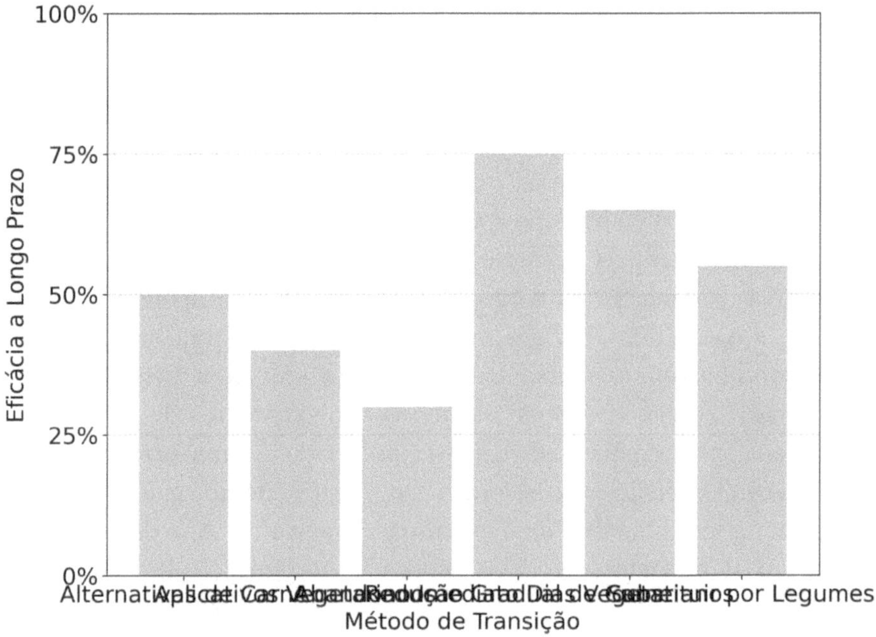

AbI: Abandono Imediato

AlC: Alternativas de Carne

ApV: Aplicativos Vegetarianos

DiV: Dias Vegetarianos

ReC: Redução Gradual de Carne

SuL: Substituir por Legumes

Transições graduais parecem ser mais sustentáveis, com os métodos 'Redução Gradual de Carne' e 'Dias Vegetarianos' mostrando maior eficácia. Embora o 'Abandono Imediato' mostre sucesso inicial, a menor eficácia a longo prazo sugere que pode ser difícil de manter para muitos indivíduos. Concentrar-se em grupos específicos de alimentos, como substituir carne por legumes ou explorar alternativas de carne, também pode ser estratégias relativamente eficazes.

Técnicas de Respiração

As técnicas de respiração oferecem diversas oportunidades para influenciar positivamente o metabolismo e complementar os efeitos de uma dieta vegetariana. Exercícios de respiração, comparáveis às variações já mencionadas no plano alimentar, podem ser utilizados de forma direcionada para otimizar a absorção e utilização de oxigênio no corpo. Assim, certas técnicas de respiração, como a respiração Ujjayi, promovem um aumento no consumo de oxigênio e, portanto, podem aumentar a eficiência metabólica [s77]. Esse efeito é comparável à estimulação do metabolismo pela adaptação cíclica da ingestão de nutrientes. Através do controle consciente da respiração, é possível melhorar a oxigenação do corpo, o que, por sua vez, apoia a produção de energia nas células e a queima de nutrientes. Respirações profundas e lentas promovem o relaxamento e podem reduzir a pressão arterial [s78]. Isso é especialmente benéfico no contexto de uma dieta vegetariana, pois frequentemente está associado a uma pressão arterial mais baixa. As técnicas de respiração podem, portanto, ajudar a manter a pressão arterial dentro de uma faixa saudável. Além da respiração Ujjayi, existem outras técnicas, como a respiração alternada (Nadi Shodhana) ou a respiração abdominal, que têm diferentes efeitos sobre o corpo e podem ser utilizadas conforme a necessidade. Enquanto a respiração Ujjayi estimula o metabolismo, a respiração abdominal tem um efeito calmante e redutor de estresse. Integrar esses exercícios de respiração regularmente na rotina diária – por exemplo, pela manhã ao acordar ou à noite antes de dormir – pode contribuir a longo prazo para uma melhoria do metabolismo e do bem-estar geral. A combinação de asanas (exercícios corporais), pranayama (técnicas de respiração) e meditation leva a um profundo relaxamento e pode, ao contrário da respiração Ujjayi isolada, reduzir o consumo de oxigênio [s77]. Essa combinação, portanto, tem um efeito mais regenerador e pode ser praticada, por exemplo, após uma sessão intensa de treinamento ou ao final de um dia cansativo, para apoiar o corpo na recuperação. Assim como a variação de alimentos e métodos de preparo, a diversidade das técnicas de respiração oferece a possibilidade de atender às necessidades individuais do corpo de forma direcionada e apoiar o metabolismo de maneira holística. Dessa forma, a seleção e combinação cuidadosa de exercícios de respiração pode gerar um efeito sinérgico com a dieta vegetariana, promovendo a saúde e o bem-estar.

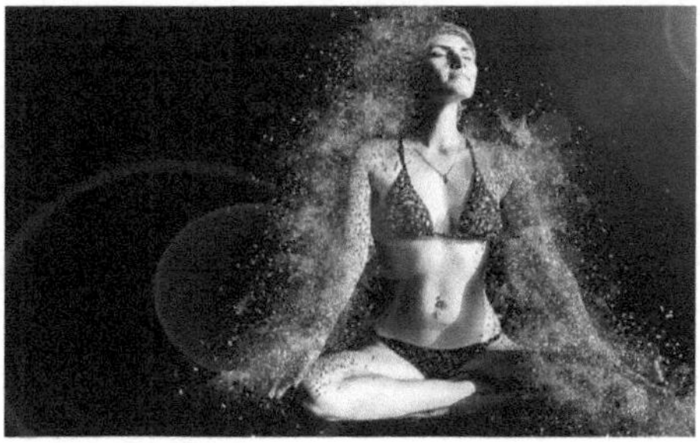

Asana [i41]

Bom saber

Respiração Abdominal

A respiração abdominal promove o relaxamento e reduz o estresse, o que pode ter um efeito positivo no equilíbrio hormonal e no metabolismo durante uma dieta vegetariana.

Respiração Alternada

A respiração alternada (Nadi Shodhana) harmoniza o fluxo de energia no corpo e pode melhorar a absorção de nutrientes da dieta vegetariana.

Respiração Ujjayi

A respiração Ujjayi pode estimular o metabolismo através do aumento do consumo de oxigênio e, assim, apoiar a queima de gordura no contexto de uma dieta vegetariana.

Frequência Respiratória e Taxa Metabólica

Correlação entre a frequência respiratória e a taxa metabólica durante diferentes exercícios respiratórios.

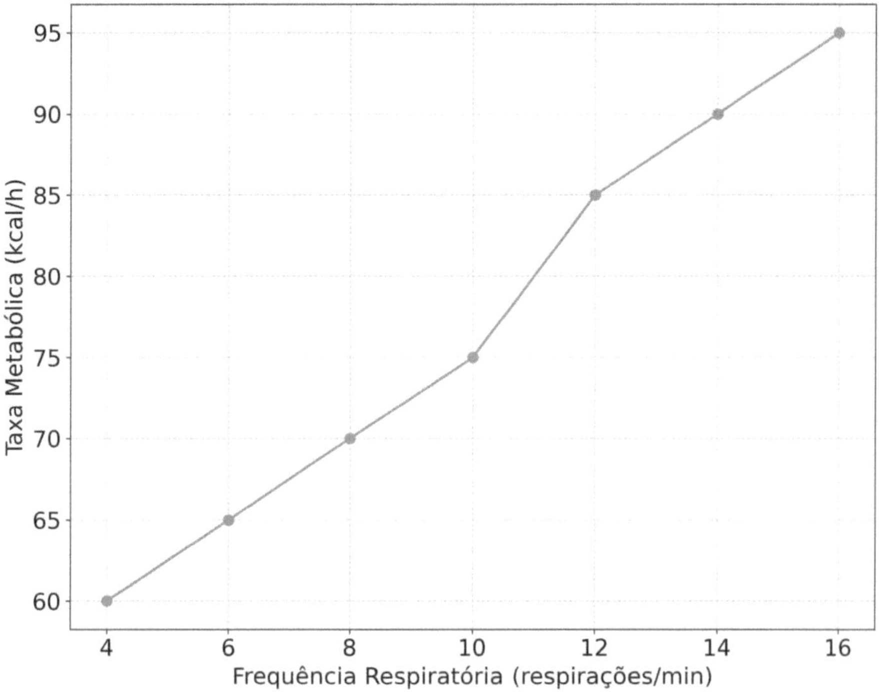

Técnicas de respiração mais lentas e profundas, como a respiração em caixa, correlacionam-se com uma taxa metabólica mais baixa, sugerindo um estado de relaxamento. Técnicas de respiração mais rápidas e superficiais, como a respiração estimulante, correlacionam-se com uma taxa metabólica mais alta, indicando aumento da atividade. Isso sugere que o controle consciente da respiração pode influenciar a atividade metabólica.

Exercícios de Relaxamento

Exercícios de relaxamento complementam os métodos de ativação já descritos e a dieta vegetariana, reduzindo o estresse de forma direcionada e promovendo o equilíbrio interno. A meditação, que inclui várias técnicas como Contemplação, atenção focada ou movimento meditativo, atua em vários níveis – desde os sentidos até as emoções [s79]. Ela pode ajudar a encontrar a calma interior e a reduzir o estresse, o que, por sua vez, tem efeitos positivos no metabolismo e no bem-estar geral [s79]. Assim, a meditação regular pode não apenas reduzir a pressão arterial e a frequência cardíaca, mas também melhorar a função cerebral e a atenção [s79]. Um exemplo disso é a meditação caminhando, onde a atenção é conscientemente direcionada ao movimento e às sensações no corpo. A longo prazo, a meditação pode até levar a um aumento da substância cinzenta no cérebro, o que está correlacionado com um desempenho cognitivo melhorado [s79]. A atividade da telomerase, que está associada à desaceleração do processo de envelhecimento, também é promovida pela meditação [s79]. Além da meditação, intervenções baseadas em yoga, que combinam exercícios de respiração, posturas corporais (Asanas) e meditação, oferecem oportunidades para a redução do estresse e a melhoria do tônus parassimpático [s80]. Estudos mostram que tais práticas podem aliviar sintomas depressivos e melhorar a regulação emocional [s80]. O cultivo direcionado de emoções positivas, por exemplo, através da meditação da compaixão, pode aumentar o tônus vagal e fortalecer a conexão emocional [s80]. Assim como a variação na ingestão de nutrientes e métodos de preparo na dieta vegetariana, a diversidade dos métodos de relaxamento oferece um amplo espectro de possibilidades para atender às necessidades individuais e alinhar corpo e mente. A integração de exercícios de relaxamento na rotina diária – seja através de breves sessões de meditação, práticas de yoga ou momentos de atenção plena ao longo do dia – pode, portanto, contribuir de maneira valiosa para a saúde holística e um metabolismo equilibrado.

Bom saber

Contemplação

A contemplação, uma forma de meditação, pode promover a atenção às sensações de fome e saciedade, contribuindo para uma alimentação mais consciente durante a dieta.

Meditação da Compaixão

A meditação da compaixão pode promover emoções positivas, reduzir o estresse e, assim, estabilizar o equilíbrio hormonal, apoiando o sucesso da dieta vegetariana.

Parassimpático

O parassimpático é uma parte do sistema nervoso autônomo responsável pelo relaxamento e regeneração. Através de exercícios de relaxamento, ele é estimulado, o que influencia positivamente a digestão e o metabolismo.

Tônus Vagal

O tônus vagal descreve a atividade do nervo vago, um componente importante do parassimpático. Um aumento do tônus vagal tem um efeito positivo na regulação do estresse e na sensação de saciedade, o que é benéfico em uma dieta vegetariana.

Relaxamento vs. Ativação (Metabolismo Vegetariano)

Impacto das técnicas de relaxamento nos níveis de ativação metabólica.

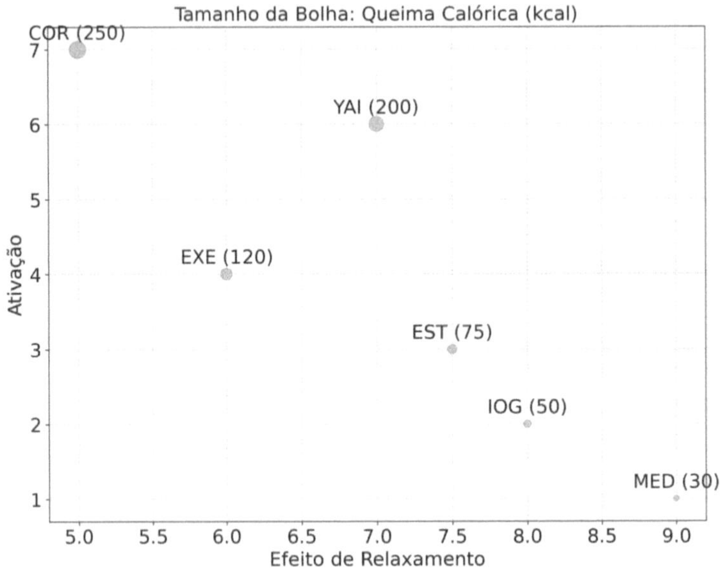

Blasengröße: Queima Calórica (kcal)

COR: Corrida

EXE: Exercícios de Respiração

MED: Meditação

EST: Alongamento

IOG: Ioga

YAI: Ioga de Alta Intensidade

Atividades suaves como Ioga e Meditação mostram uma forte correlação positiva com o relaxamento e a ativação metabólica mínima. Por outro lado, atividades de alta intensidade, apesar de contribuírem para o relaxamento, aumentam significativamente a ativação metabólica. Isso sugere que, para um equilíbrio metabólico ideal em uma dieta vegetariana, uma combinação de métodos de relaxamento suaves e intensos pode ser benéfica. Priorizar exercícios de baixa intensidade pode ser particularmente útil para aqueles que procuram reduzir a tensão metabólica enquanto maximizam o relaxamento.

Conselhos concretos

- Alterne entre formas de movimento intensas e suaves, como yoga e treinamento de força, para manter seu metabolismo flexível.
- Experimente a ordem das suas refeições. Por exemplo, tome um café da manhã substancial e um jantar leve para criar novos estímulos metabólicos.
- Incorpore uma massagem com escova em sua rotina diária para estimular a circulação e o fluxo linfático, ativando assim o metabolismo.
- Varie minimamente seus horários de sono durante a semana para acostumar o corpo a ritmos alternados e promover a flexibilidade metabólica.
- Aproveite o poder da música. Ouça música rítmica ao cozinhar e comer para influenciar positivamente seu humor e seu metabolismo.
- Crie um âncora olfativa. Associe um determinado aroma às suas refeições para condicionar a digestão e o metabolismo.
- Coma ao ar livre sempre que possível. O ar fresco e a luz solar apoiam seu metabolismo e seu bem-estar.
- Ria! Rir estimula a respiração e o metabolismo, liberando hormônios da felicidade.
- Passe tempo com pessoas queridas. Contatos sociais positivos reduzem o estresse e promovem um metabolismo saudável.
- Incorpore um banho de pés diário em sua rotina. Alterne entre jatos quentes e frios para estimular a circulação e o metabolismo.
- Reflexione sobre seus progressos e conquistas. Mantenha um diário para documentar seu desenvolvimento e fortalecer sua motivação.

Revisão - 4. Otimização Metabólica

Uma dieta vegetariana de otimização metabólica oferece a você a oportunidade de melhorar sua saúde e bem-estar de forma sustentável. A chave para o sucesso reside em uma abordagem holística que, além da alimentação, considera aspectos como sono, gerenciamento do estresse e respiração consciente. Comece otimizando sua dieta, apostando em uma variedade de alimentos vegetais. Integre especiarias termogênicas como pimenta, gengibre, cúrcuma e canela em suas refeições para impulsionar seu metabolismo. No entanto, tenha cuidado com o uso moderado, especialmente com especiarias que contêm ingredientes potencialmente problemáticos. Concentre-se em carboidratos complexos provenientes de grãos integrais, leguminosas e vegetais, bem como em fontes ricas em proteínas como tofu, tempeh, nozes e sementes. Varie sua ingestão alimentar, alternando entre dias com maior consumo de carboidratos e dias com maior ingestão de proteínas. A preparação dos alimentos também desempenha um papel: experimente diferentes métodos de cozimento para otimizar a biodisponibilidade dos nutrientes e trazer variedade ao seu cardápio. Assim, você garante a ingestão adequada de todos os nutrientes essenciais.

Além da alimentação, a qualidade do sono desempenha um papel crucial em seu metabolismo. Estabeleça um ritmo regular de sono-vigília e assegure-se de dormir o suficiente, cerca de 7 a 8 horas por noite. A ingestão de alimentos em horários limitados, como o jejum intermitente, pode apoiar ainda mais sua saúde metabólica. Evite refeições tardias e concentre sua ingestão alimentar em uma janela de tempo definida de 8 a 10 horas por dia. Isso não apenas ajuda a regular seu metabolismo, mas também estabiliza seu ritmo circadiano natural.

O gerenciamento do estresse é outro fator importante para a otimização metabólica. Incorpore técnicas de relaxamento, como meditação, yoga ou caminhadas conscientes na natureza, em sua rotina diária. Exercícios de respiração consciente, como a respiração abdominal ou a respiração alternada, também podem ajudá-lo a reduzir o estresse e fortalecer seu equilíbrio interno. Mantenha uma rotina diária estruturada com horários fixos para refeições, sono e relaxamento. Assim, você pode ajudar seu corpo a reencontrar seu ritmo natural e regular os hormônios do estresse.

A implementação dessas recomendações pode ser adaptada de acordo com suas circunstâncias e preferências individuais. Comece gradualmente e concentre-se inicialmente nas áreas que lhe parecem mais fáceis. Seja paciente consigo mesmo e permita-se também retrocessos. O importante é que você desenvolva um estilo de vida a longo prazo que se adapte a você e o ajude a melhorar sua saúde metabólica de forma sustentável. Com uma abordagem holística que une alimentação, sono, gerenciamento do estresse e respiração consciente, você pode realizar sua dieta de otimização metabólica com sucesso e aumentar sua qualidade de vida. Você experimentará mais energia, melhor concentração e um bem-estar elevado.

5. Sucesso a Longo Prazo

Quantas vezes você já começou uma dieta, apenas para voltar rapidamente aos velhos hábitos após o sucesso? A chave para a redução de peso duradoura não está na renúncia a curto prazo, mas na mudança sistemática da alimentação. Uma cura metabólica vegetariana oferece o quadro ideal para mudanças sustentáveis. As novas rotinas são integradas passo a passo no dia a dia e estabilizam o metabolismo de forma natural. O que você aprenderá nos próximos trinta dias mudará fundamentalmente sua relação com a alimentação.

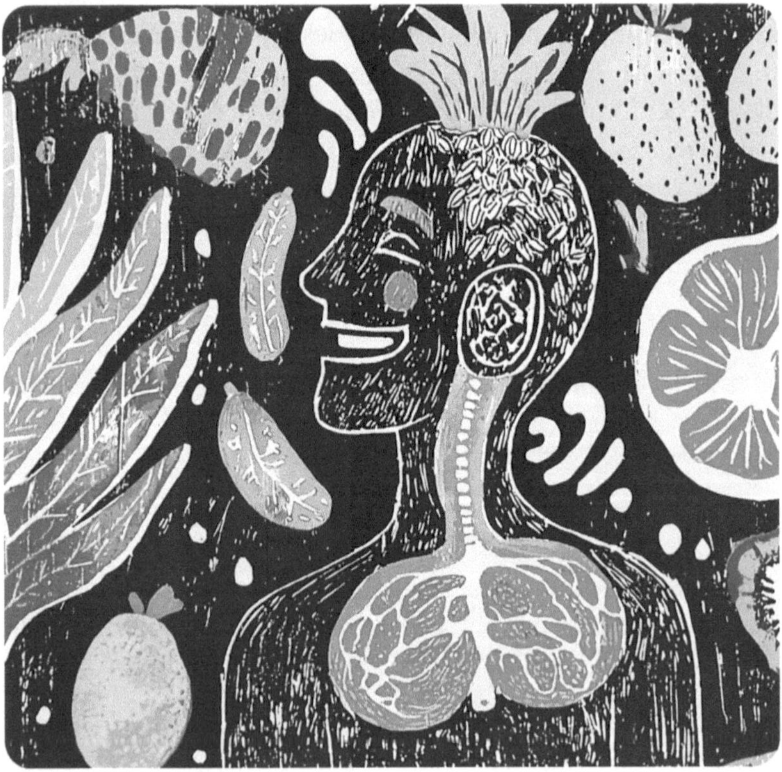

5. 1 Conceito de Trinta Dias

Um programa de 30 dias oferece estrutura e apoia a adoção de novos hábitos alimentares vegetarianos no contexto de uma dieta de metabolismo. A limitação temporal promove a motivação e ajuda a tornar visíveis os primeiros sucessos, fortalecendo assim a disciplina. Ao mesmo tempo, essa abordagem apresenta desafios, como lidar com obstáculos cotidianos ou a integração ideal de novas receitas e alimentos. A percepção consciente do próprio corpo e suas reações à mudança na alimentação permite ajustes individuais. Assim, você pode desenvolver um comportamento alimentar mais saudável a longo prazo e adaptar a dieta de metabolismo vegetariana às suas necessidades pessoais. Descubra no próximo capítulo como você pode dominar o desafio de 30 dias com sucesso e se beneficiar a longo prazo de uma alimentação vegetariana.

30 dias são suficientes para estabelecer novos hábitos e criar a base para uma mudança alimentar a longo prazo.

Desafio de 30 Dias

Um programa de 30 dias, especialmente no contexto de uma dieta vegetariana para otimização do metabolismo, oferece estrutura e apoia a formação de novos hábitos alimentares. A limitação temporal promove a motivação e ajuda a tornar visíveis os primeiros sucessos, o que, por sua vez, fortalece a disciplina. Esse efeito positivo de retroalimentação pode aumentar a probabilidade de manter a mudança alimentar a longo prazo. Uma abordagem estruturada como essa também pode ajudar a enfrentar dificuldades e obstáculos no dia a dia. Ao se concentrar em um período definido, é possível experimentar sistematicamente novas receitas e técnicas de preparo, integrando a alimentação vegetariana de forma ideal na rotina. Por exemplo, na primeira semana, pode-se experimentar um novo café da manhã vegetariano a cada dia, na segunda semana, novos almoços, e assim por diante. Isso não apenas traz variedade ao cardápio, mas também ensina habilidades valiosas na cozinha e revela uma diversidade de sabores. Outra vantagem de um programa de 30 dias é a possibilidade de perceber conscientemente o próprio corpo e suas reações à nova alimentação. Como a dieta vegetariana afeta o nível de energia, a digestão ou o bem-estar geral? Através da reflexão regular sobre esses aspectos, podem ser feitas adaptações individuais, ajustando a dieta de forma ideal às necessidades pessoais. O envolvimento consciente com os próprios hábitos alimentares leva a uma maior consciência das interconexões entre alimentação e saúde. Assim, um programa de 30 dias também pode contribuir para o desenvolvimento de um comportamento alimentar mais saudável a longo prazo. Estudos mostram que mudanças alimentares de curto prazo, como um aumento na ingestão de alimentos vegetais, podem ter efeitos positivos na pressão arterial e nos níveis de colesterol. Esse conhecimento pode ainda motivar e apoiar a implementação da dieta vegetariana para otimização do metabolismo. A experiência de um programa como esse

pode servir como base para uma mudança alimentar a longo prazo e sustentável.

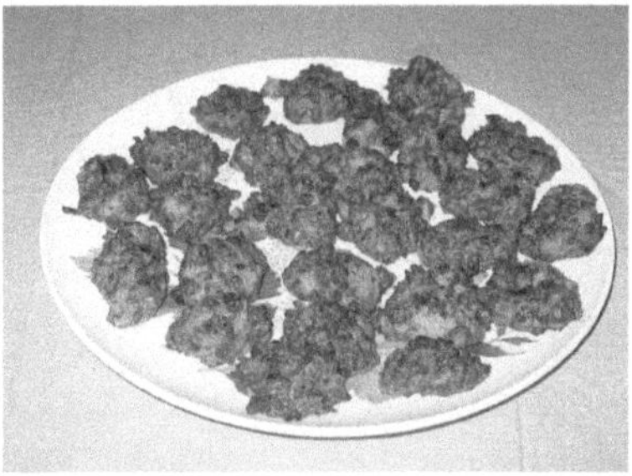

Receitas [i42]

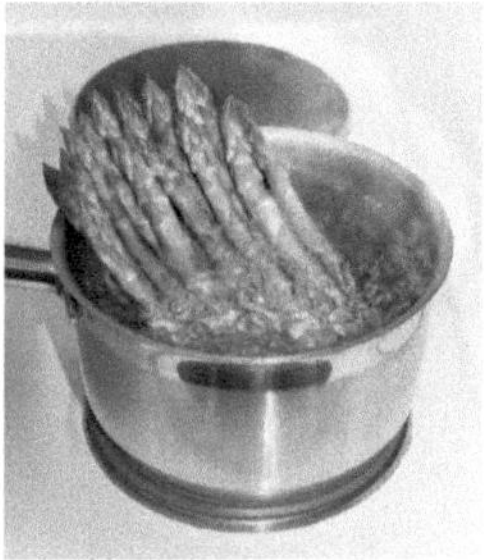

Técnicas de culinária [i43]

Progresso de 30 dias de redefinição metabólica vegetariana

Tendências simuladas de peso e nível de energia durante uma redefinição metabólica vegetariana de 30 dias.

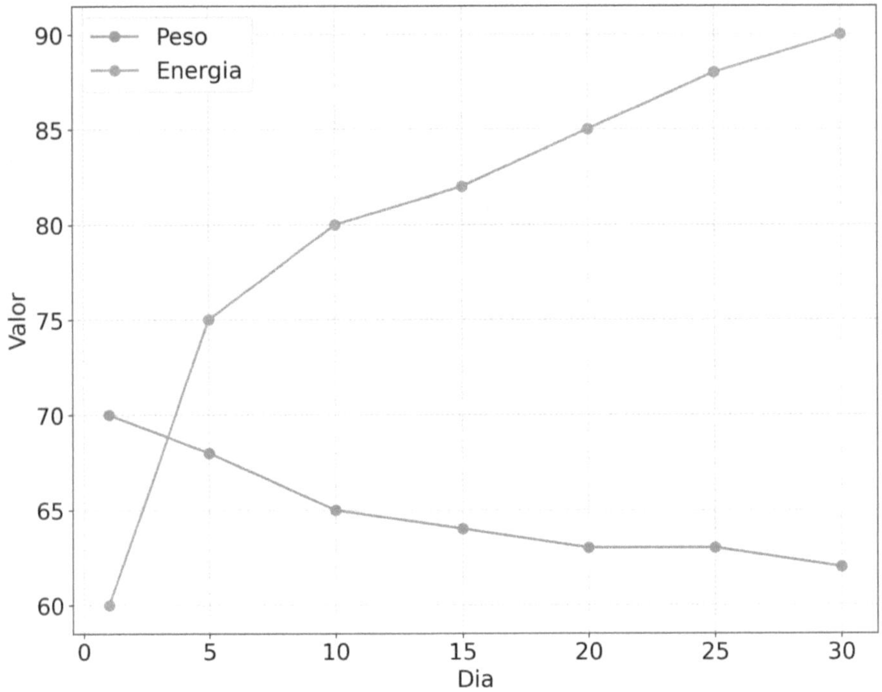

Os dados sugerem uma correlação positiva entre o tempo e os níveis de energia, indicando aumento da vitalidade à medida que o programa progride. O peso mostra um declínio inicial, seguido por um período de estabilização, possivelmente refletindo a adaptação ao novo regime alimentar.

Gestão da Transição

A fase de transição para uma dieta vegetariana no contexto de uma dieta de metabolismo requer um planejamento cuidadoso. Uma mudança abrupta pode levar a desconfortos digestivos, deficiências nutricionais ou perda de motivação. Em vez disso, recomenda-se uma mudança gradual nos hábitos alimentares. Comece, por exemplo, substituindo carne e peixe por alternativas vegetarianas em dias específicos da semana. Aumente lentamente a frequência desses dias vegetarianos. Assim, o corpo pode se acostumar com a nova composição nutricional. Paralelamente, é aconselhável se familiarizar com os fundamentos da alimentação vegetariana. Informe-se sobre diferentes fontes de proteína, como leguminosas, tofu ou nozes, e integre-as regularmente em seu plano alimentar. Preste atenção especial à ingestão adequada de micronutrientes, como vitamina B12, ferro e ácidos graxos ômega-3, que estão presentes em maiores quantidades em produtos de origem animal. Esses nutrientes podem ser obtidos através de alimentos específicos, como leite vegetal enriquecido ou algas, ou, se necessário, por meio de suplementos alimentares. O planejamento das refeições também desempenha um papel importante na fase de transição. Elabore planos semanais com pratos vegetarianos variados. Isso não apenas facilita as compras, mas também ajuda a evitar lanches não saudáveis. Experimente novas receitas e especiarias para tornar a culinária vegetariana diversificada e saborosa. Por exemplo, você pode usar leguminosas em sopas, ensopados ou saladas, ou preparar tofu de diferentes maneiras, como frito, grelhado ou marinado. Uma dieta bem planejada apoia a adaptação do metabolismo à alimentação vegetariana e previne possíveis deficiências. Além da mudança na dieta, outras medidas podem facilitar a transição. O intercâmbio com pessoas que compartilham interesses semelhantes, como em fóruns online ou grupos de apoio, oferece motivação e dicas práticas. Cursos de culinária ou consultas nutricionais também podem fornecer apoio valioso. Eles não apenas transmitem conhecimento sobre a alimentação vegetariana, mas também ajudam a enfrentar desafios individuais. Um cuidado atento com o próprio corpo é especialmente importante na fase de transição. Preste atenção a sinais como fome e saciedade e ajuste sua dieta de acordo. Documente seus hábitos alimentares e observe como a dieta vegetariana afeta seu bem-estar. Assim, você pode otimizar sua alimentação de forma individual e tornar a transição para um estilo de vida vegetariano bem-sucedida.

Bom saber

Deficiência Nutricional

Uma deficiência nutricional no contexto de uma dieta vegetariana pode ocorrer quando nutrientes importantes, como vitamina B12, ferro ou ácidos graxos ômega-3, não são adequadamente consumidos através da alimentação. Uma seleção alimentar direcionada e, se necessário, suplementação são importantes para evitar deficiências.

Fase de Transição

Dentro do conceito de trinta dias, a fase de transição é a mudança gradual para uma dieta vegetariana, a fim de acostumar o corpo à nova forma de alimentação e prevenir deficiências.

Suplementos Alimentares

Suplementos alimentares podem ser úteis no conceito de trinta dias para garantir uma ingestão adequada de nutrientes críticos, como vitamina B12 ou ácidos graxos ômega-3, que podem ser mais difíceis de obter em uma dieta exclusivamente vegetal.

Distribuição da Fase de Otimização Metabólica Vegetariana de 30 Dias

Detalhamento das fases de um programa metabólico vegetariano de 30 dias.

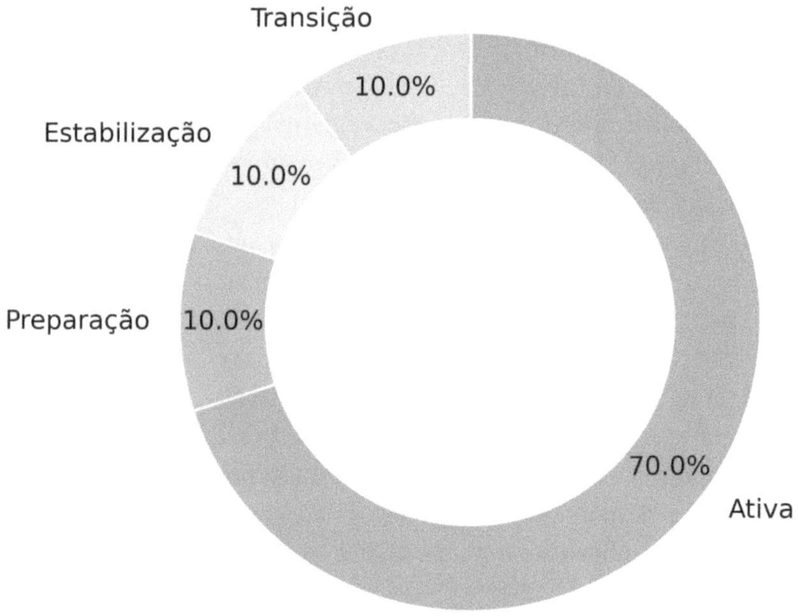

ATI: Fase Ativa

PRE: Fase de Preparação

EST: Fase de Estabilização

TRA: Fase de Transição

A maior parte do programa é dedicada à 'Fase Ativa', enfatizando a adesão consistente à dieta e o suporte metabólico. A 'Fase de Preparação' permite uma transição mais suave para o programa, enquanto a 'Fase de Estabilização' se concentra na manutenção dos resultados a longo prazo e na prevenção do ganho de peso rebote. A 'Fase de Transição', mais curta, faz a ponte entre a perda de peso ativa e a manutenção a longo prazo.

Controle do Sucesso

O controle do sucesso em uma dieta vegetariana de 30 dias envolve várias estratégias que ajudam a acompanhar seu progresso e manter sua motivação. A documentação da sua alimentação desempenha um papel central. Anote suas refeições diárias, incluindo quantidades e ingredientes, para manter um olho na sua ingestão de nutrientes e fazer ajustes, se necessário. Isso pode ajudá-lo a identificar padrões em seus hábitos alimentares e detectar tendências desfavoráveis, como a falta de certos nutrientes, precocemente. Além disso, você pode registrar seu peso e medidas corporais regularmente. Esses dados fornecem uma base objetiva para avaliar a eficácia da dieta e visualizar seu progresso. Como mencionado na fonte [s81], os participantes alcançaram uma alta adesão de quase 99% durante o período de jejum, o que sublinha a importância de programas estruturados. Outro aspecto do controle do sucesso é a percepção subjetiva do seu bem-estar. Observe como a dieta vegetariana afeta seu nível de energia, sua digestão e seu bem-estar geral. Mantenha um diário onde você registre seu humor, seu sono e quaisquer mudanças físicas. Novamente, o estudo na fonte [s81] mostra que os participantes avaliaram seu humor e saciedade de forma positiva durante o jejum, indicando uma boa tolerância. Ao considerar tanto dados objetivos quanto sensações subjetivas, você obtém uma visão abrangente do seu progresso e pode ajustar a dieta vegetariana de forma ideal às suas necessidades individuais. Um plano alimentar estruturado de 30 dias, semelhante ao programa de jejum descrito na fonte [s81], pode ajudar a promover a motivação e aumentar as chances de sucesso.

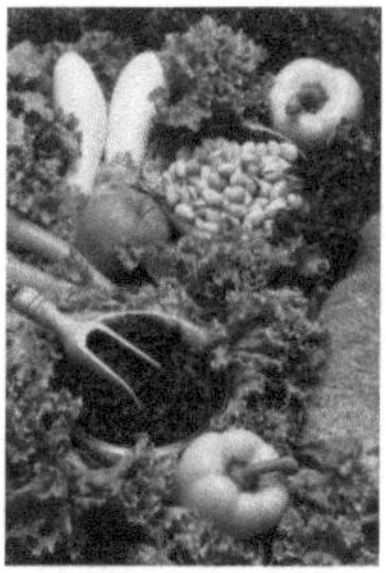

hábito alimentar [i44]

Bom saber

Bem-Estar

O bem-estar descreve a percepção subjetiva de saúde e satisfação. No contexto da dieta, o bem-estar pode ser influenciado por fatores como aumento de energia, melhora na digestão e humor positivo.

Digestão

A digestão é o processo pelo qual os alimentos são decompostos no corpo e os nutrientes são absorvidos. Uma digestão saudável é importante para a adequada nutrição e o bem-estar geral durante a dieta vegetariana.

Hábitos Alimentares

Os hábitos alimentares incluem todos os comportamentos e rotinas relacionados à alimentação. No contexto da dieta, trata-se de reconhecer hábitos alimentares desfavoráveis e mudá-los por meio de decisões conscientes para alcançar uma mudança alimentar sustentável.

Ingestão de Nutrientes

A ingestão de nutrientes refere-se à quantidade e tipo de nutrientes que são absorvidos pela dieta vegetariana. Durante a dieta, é importante garantir uma ingestão adequada de todos os nutrientes essenciais para evitar deficiências e fornecer ao corpo o que ele precisa.

Dieta Metabólica Vegetariana - Progresso de 30 dias

Aderência ao plano de dieta

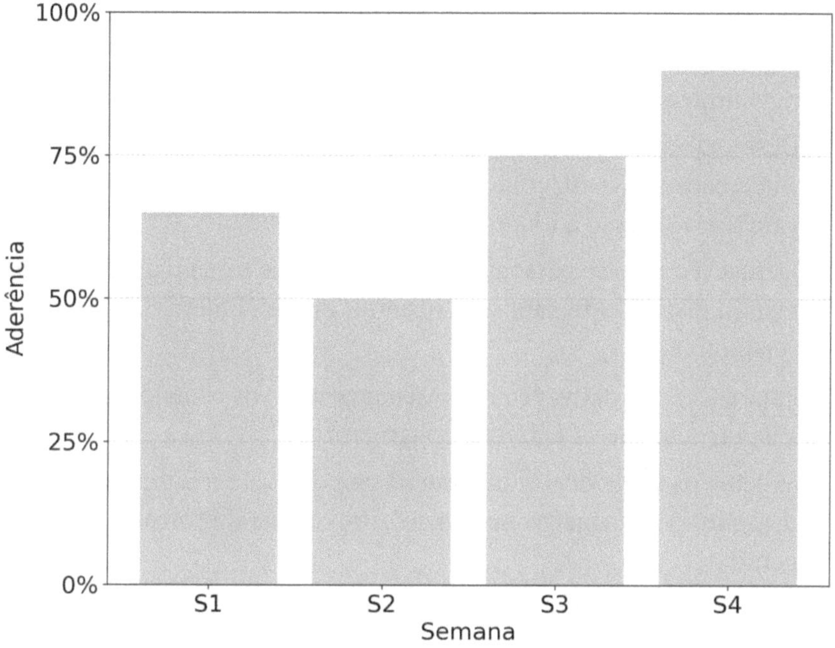

S1: Semana 1

S2: Semana 2

S3: Semana 3

S4: Semana 4

O gráfico ilustra uma tendência geralmente positiva na adesão à dieta metabólica vegetariana durante o período de 30 dias. Embora haja algumas flutuações, o progresso geral sugere um compromisso crescente com as diretrizes dietéticas. A queda na semana 2 pode indicar um período desafiador, potencialmente devido a eventos sociais ou desejos, mas a recuperação subsequente demonstra resiliência e correção de curso bem-sucedida. A alta adesão na semana final aponta para um final forte e hábitos saudáveis estabelecidos.

Conselhos concretos

- Vincule seu conceito de trinta dias a um ritual pessoal que você repete diariamente para solidificar sua motivação.
- Visualize seu sucesso a longo prazo após os trinta dias. Imagine como você se sentirá e o que terá alcançado.
- Escolha um garantidor de sucesso. Identifique um prato ou um ingrediente dentro do programa que lhe faz bem e integre-o regularmente em seu plano alimentar, mesmo além dos trinta dias.
- Desenvolva um plano de emergência para situações difíceis. Pense antecipadamente em como lidará com desejos ou convites para garantir o sucesso a longo prazo.
- Defina seu mantra pessoal de sucesso para os trinta dias. Repita esse mantra diariamente para se concentrar em seu objetivo e fortalecer sua motivação.
- Estabeleça um dia vegetariano semanal após os trinta dias para ancorar seus novos hábitos a longo prazo.
- Vincule os trinta dias a uma mudança positiva em outra área da vida, como mais movimento ou menos estresse, para reforçar o sucesso geral.
- Recompense-se após os trinta dias com uma experiência que apoie seus novos hábitos saudáveis, como um curso de culinária ou um fim de semana de bem-estar.
- Reflexione sobre suas experiências após os primeiros dez, vinte e trinta dias e ajuste seu conceito para o futuro, a fim de garantir o sucesso a longo prazo.
- Planeje um acompanhamento consigo mesmo após os trinta dias para revisar seu progresso e definir novas metas.

5. 2 Estabilização Metabólica

Após a fase ativa de uma dieta vegetariana de metabolismo, a estabilização do metabolismo torna-se o foco principal. É necessário ajustar o corpo a um estilo de alimentação saudável e duradouro, prevenindo os efeitos sanfona. Isso requer uma adaptação dos hábitos alimentares e uma regulação contínua da ingestão calórica, sem comprometer a atividade metabólica. O desafio reside em determinar e atender às necessidades calóricas individuais a longo prazo, enquanto se assegura uma alimentação equilibrada e rica em nutrientes. Comer com atenção e escolher os alimentos certos desempenham um papel crucial nesse processo. Descubra neste capítulo como estabilizar seu metabolismo após a dieta vegetariana de metabolismo e garantir seus sucessos a longo prazo.

A estabilização sustentável do metabolismo requer a integração de estratégias de longo prazo e flexíveis, como alimentação consciente, exercício regular e ajuste cíclico de calorias, em vez de dietas restritivas de curto prazo.

Conceito de Manutenção

Um sucesso a longo prazo na dieta vegetariana de metabolismo depende significativamente do conceito de manutenção. Após a fase ativa, na qual a mudança alimentar e a redução de peso estão em foco, é necessário garantir os resultados alcançados e prevenir os efeitos sanfona. Isso significa estabelecer hábitos que mantenham o metabolismo ativo e garantam uma alimentação saudável e equilibrada a longo prazo. A alimentação na fase de manutenção difere da fase ativa principalmente pela ampliação gradual do cardápio e um aumento na ingestão calórica. O foco está em determinar e atender às necessidades calóricas individuais a longo prazo, sem prejudicar a atividade metabólica. Um aspecto importante é a adaptação contínua da alimentação às necessidades individuais. Isso significa perceber o próprio corpo e seus sinais e regular a ingestão de alimentos de acordo. A alimentação consciente ajuda a diferenciar melhor a fome da saciedade e a evitar heisshungerattacken. Ao mastigar conscientemente e dedicar tempo às refeições, apoia-se a digestão e promove-se uma sensação saudável de saciedade. A escolha dos alimentos continua a ser decisiva na fase de manutenção. Alimentos variados e ricos em nutrientes, como vegetais, frutas, leguminosas, grãos integrais, nozes e sementes, continuam a formar a base da alimentação. Para atender à maior necessidade calórica, os tamanhos das porções podem ser ajustados e gorduras saudáveis, como as do abacate ou azeite de oliva, podem ser integradas. A escolha do método de preparo também influencia a ingestão calórica e a densidade nutricional. Cozinhar no vapor, grelhar ou escaldar são métodos de cozimento suaves que preservam vitaminas e minerais. O exercício regular apoia a atividade metabólica e contribui para o controle de peso a longo prazo. Não se trata de esportes excessivos, mas de integrar movimento no dia a dia. Caminhadas diárias, andar de bicicleta ou nadar são maneiras eficazes de estimular o metabolismo e aumentar o bem-estar. Um estilo de vida ativo promove não apenas a saúde física, mas também tem um impacto positivo na psique. Outro ponto importante é a ingestão de líquidos. Beber água suficiente apoia o metabolismo e contribui para a eliminação de produtos do metabolismo. Recomenda-se pelo menos 1,5 litros de água por dia, e mais durante a atividade física. Chás sem açúcar e água infundida com limão ou pepino oferecem alternativas variadas. A reflexão regular sobre o próprio comportamento alimentar ajuda a reconhecer e ajustar hábitos indesejáveis. Um diário alimentar pode ajudar a documentar quantidades e horários das refeições e identificar padrões. Por exemplo, pode-se perceber se o estresse ou o tédio levam a um aumento na alimentação. Através da conscientização sobre o próprio comportamento alimentar, hábitos alimentares saudáveis podem ser estabelecidos a longo prazo. A integração de técnicas de relaxamento no dia a dia pode ajudar a reduzir o estresse e evitar a alimentação emocional. Yoga, meditação ou exercícios de respiração são métodos eficazes para encontrar calma e fortalecer o equilíbrio interno. Um ritmo de vida equilibrado, com sono suficiente e pausas regulares, também contribui para o bem-estar e apoia a estabilização a longo prazo do metabolismo. A fase de manutenção não é um estado estático, mas um processo contínuo de adaptação e otimização. Trata-se de integrar e adaptar a longo prazo os princípios aprendidos de alimentação saudável e estilo de vida ativo no cotidiano. A dieta vegetariana de metabolismo oferece uma base sólida sobre a qual se pode construir e encontrar o próprio caminho para um estilo de vida saudável e equilibrado. Um tratamento atencioso consigo mesmo e com suas necessidades é a chave para o sucesso a longo prazo. Assim, pode-se não apenas manter o peso alcançado, mas também aumentar a qualidade de vida como um todo. Um exemplo de um lanche saudável na fase de manutenção seria um pão integral com abacate e tomates. A combinação de carboidratos complexos, gorduras saudáveis e vitaminas proporciona saciedade duradoura e fornece nutrientes valiosos.

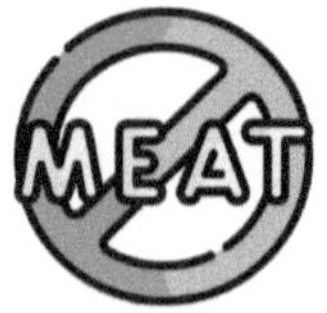

Água Infundida

Água infundida é água que recebe sabor pela adição de frutas, vegetais ou ervas. É uma alternativa de baixo caloria e saborosa a bebidas açucaradas e pode tornar a ingestão de líquidos durante a estabilização do metabolismo mais agradável.

Alimentação Emocional

Alimentação emocional descreve comer como uma reação a emoções como estresse, tédio ou tristeza, em vez de fome física. Técnicas de relaxamento podem ajudar a evitar a alimentação emocional e apoiar a estabilização do metabolismo no contexto de uma dieta vegetariana de metabolismo.

Diário Alimentar

Um diário alimentar é uma ferramenta para documentar a própria alimentação. Pode ajudar a analisar hábitos alimentares, identificar gatilhos para comportamentos alimentares não saudáveis e ajustar a dieta na fase de manutenção de uma dieta vegetariana de metabolismo a longo prazo.

Produtos do Metabolismo

Produtos do metabolismo são substâncias que se formam durante a decomposição de nutrientes no corpo. Uma ingestão adequada de líquidos é importante para eliminar esses produtos do metabolismo e apoiar a função metabólica, o que é especialmente relevante na fase de estabilização de uma dieta vegetariana de metabolismo.

Estabilização Metabólica em uma Dieta Vegetariana

Mudanças simuladas de peso e taxa metabólica durante e após uma dieta vegetariana.

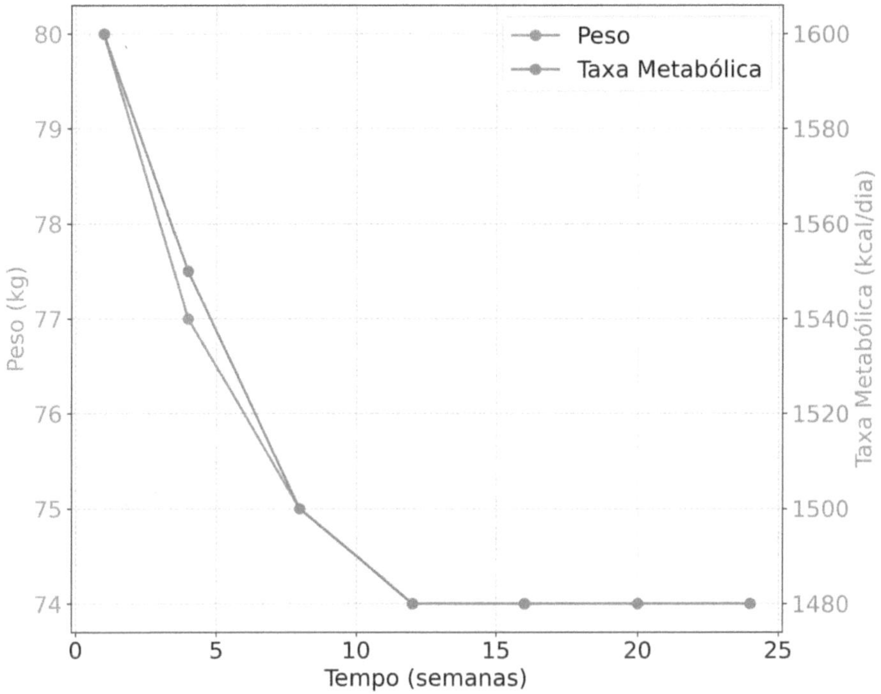

A perda de peso inicial é seguida por um período de estabilização onde a taxa metabólica se ajusta. Eventualmente, tanto o peso quanto a taxa metabólica atingem um novo equilíbrio, sugerindo que a estabilidade a longo prazo pode ser alcançada.

Estratégias de Adaptação

Estratégias de adaptação são essenciais para o controle de peso a longo prazo após uma dieta vegetariana de otimização do metabolismo. O corpo reage a mudanças na ingestão de energia ajustando seu metabolismo. [s82] Um consumo reduzido de calorias faz com que o organismo necessite de menos energia. Para contrabalançar essa adaptação e evitar um platô de peso, são necessárias estratégias que ativem o metabolismo. Uma possibilidade é não manter a ingestão calórica permanentemente baixa, mas ajustá-la ciclicamente. Fases de ingestão calórica reduzida podem alternar com fases de ingestão calórica normal para manter o metabolismo flexível. Outra estratégia é a integração de treinamento de força regular. O aumento da massa muscular eleva o metabolismo basal e resulta em um maior consumo de calorias, mesmo em repouso. A combinação de ingestão calórica ajustada e treinamento de força pode estimular a atividade metabólica a longo prazo. A dieta vegetariana em si pode ter um efeito positivo no metabolismo, devido ao seu alto teor de fibras e proteínas vegetais. [s83] As fibras promovem a saciedade e retardam a absorção de nutrientes, contribuindo para um blutzuckerspiegel mais estável. Uma flora intestinal equilibrada, apoiada por uma dieta rica em plantas, também pode ter uma influência positiva no metabolismo. Por exemplo, um shake de proteína vegetariano com sementes de linhaça e frutas vermelhas como lanche pode apoiar o metabolismo e, ao mesmo tempo, garantir uma ingestão adequada de proteínas e fibras.

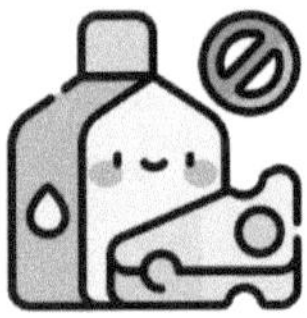

Bom saber

Flora Intestinal

O conjunto de microrganismos que vivem no intestino. Uma flora intestinal equilibrada, promovida por uma dieta rica em plantas, pode influenciar positivamente o metabolismo e apoiar o controle de peso após uma dieta vegetariana.

Treinamento de Força

Treinamento físico com pesos ou com o próprio peso corporal para fortalecer a musculatura. O treinamento de força ajuda na construção de massa muscular, o que aumenta o metabolismo basal e, assim, apoia a estabilização do metabolismo após uma dieta vegetariana.

Fatores de Adaptação Metabólica (Vegetarianos)

Impacto de vários fatores na estabilização metabólica durante uma dieta vegetariana.

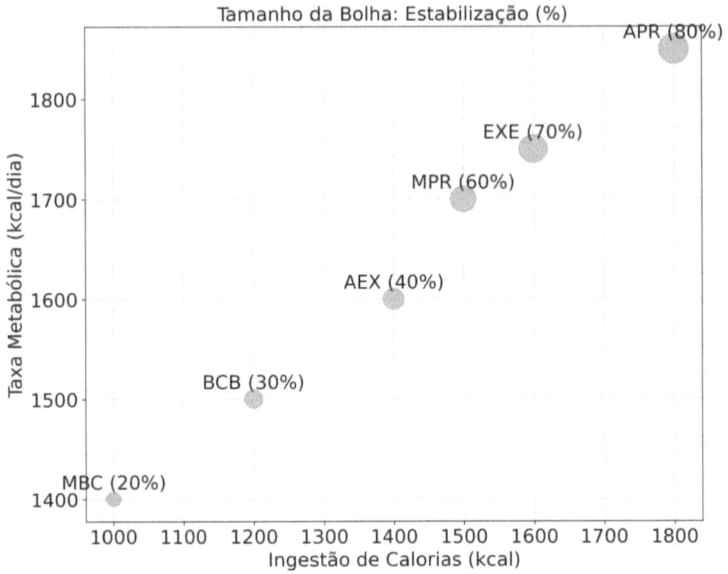

Blasengröße: Estabilização (%)

AEX: Alto Exercício

BCB: Baixa Caloria, Baixa Proteína

MBC: Caloria Muito Baixa

APR: Alta Proteína, Alta Fibra

EXE: Exercício Moderado

MPR: Proteína Moderada, Fibra Moderada

A ingestão de proteínas mostra uma forte correlação positiva com a estabilização metabólica, sugerindo que a proteína adequada é crucial. A ingestão de fibras também parece benéfica, potencialmente promovendo saciedade e saúde intestinal. Embora alguma restrição calórica seja esperada, a ingestão extremamente baixa de calorias pode prejudicar a adaptação metabólica, talvez desencadeando a resposta de fome do corpo. O exercício moderado parece apoiar a estabilização, enquanto o exercício excessivo pode impactá-la negativamente, possivelmente devido ao aumento dos hormônios do estresse.

Gestão de Peso

A gestão de peso no contexto de uma dieta vegetariana envolve mais do que apenas a perda de peso. Ela abrange o controle e a regulação a longo prazo do peso corporal, visando benefícios à saúde e aumento do bem-estar. Além do balanço calórico, ou seja, a diferença entre a ingestão e o consumo de calorias, outros fatores influenciam o peso. A alimentação e o exercício podem provocar mudanças epigenéticas que afetam a atividade de genes relacionados a doenças metabólicas [s84]. Uma dieta baseada em plantas, como a praticada na dieta vegetariana, pode melhorar a insulinsensitivitaet e, assim, reduzir o risco de diabetes tipo 2 [s84]. Para um controle de peso sustentável, é importante manter o metabolismo flexível e ativo. Diferentes abordagens podem contribuir, como o intermittierendes_fasten. Estudos mostram que quase todas as formas de jejum intermitente podem levar a alguma perda de peso [s85]. Variantes modificadas, nas quais a ingestão calórica é reduzida apenas em determinados dias, mostram reduções de peso entre 3,2% e 8,0% [s85]. Outra possibilidade é a alimentação restrita no tempo, onde a ingestão de alimentos é limitada a uma janela de tempo específica [s85]. Aqui também, estudos indicam efeitos positivos em relação à redução de peso e à saúde metabólica. No entanto, ao escolher o método, é necessário considerar o estilo de vida individual e a própria tolerância. Aqueles que sofrem de intensas sensações de fome, por exemplo, podem não se adaptar bem a um regime de jejum alternado, com ingestão calórica fortemente reduzida nos dias de jejum [s85]. A dieta vegetariana em si oferece vantagens para a gestão de peso. A exclusão de produtos de origem animal pode levar a um índice de massa corporal (IMC) mais baixo e reduzir o risco de sobrepeso [s86]. Além disso, uma dieta vegana, que é uma forma particularmente rigorosa de dieta vegetariana, pode reduzir o risco de doenças crônicas como diabetes tipo 2, hipertensão e certos tipos de câncer [s86]. Uma alimentação equilibrada, baseada em plantas, rica em vegetais, frutas, leguminosas e grãos integrais, fornece nutrientes importantes e promove a saciedade. Combinada com exercícios regulares, que não precisam ser excessivamente intensos, a gestão de peso pode ser apoiada a longo prazo [s84]. Uma redução de peso de apenas 7% pode ter efeitos positivos na saúde [s87]. Por exemplo, uma caminhada diária de 30 minutos, combinada com uma refeição vegetal completa à noite – como uma salada de quinoa com grão-de-bico, pimentão e um molho de tahine com limão – pode aumentar a atividade física e garantir uma nutrição rica em nutrientes. Essa combinação de exercício e alimentação equilibrada não apenas contribui para o controle de peso, mas também promove o bem-estar geral.

Bom saber

Epigenética

Mudanças epigenéticas causadas pela alimentação e pelo exercício podem influenciar a atividade de genes que controlam o metabolismo e a regulação do peso. Uma dieta vegetariana pode promover efeitos epigenéticos positivos que apoiam a estabilização a longo prazo do metabolismo.

Índice de Massa Corporal (IMC)

O IMC é uma medida para avaliar o peso corporal em relação à altura. Um IMC baixo é frequentemente associado a um metabolismo mais saudável e a um menor risco de doenças relacionadas ao peso. Uma dieta vegetariana pode contribuir para um IMC mais baixo.

Dieta Vegana

A dieta vegana é uma forma de dieta vegetariana que exclui completamente produtos de origem animal. Ela pode ter efeitos positivos sobre o metabolismo e reduzir o risco de várias doenças crônicas.

Dieta Metabólica Vegetariana: Fatores de Sucesso

Fatores chave que influenciam o sucesso do controle de peso em uma dieta metabólica vegetariana.

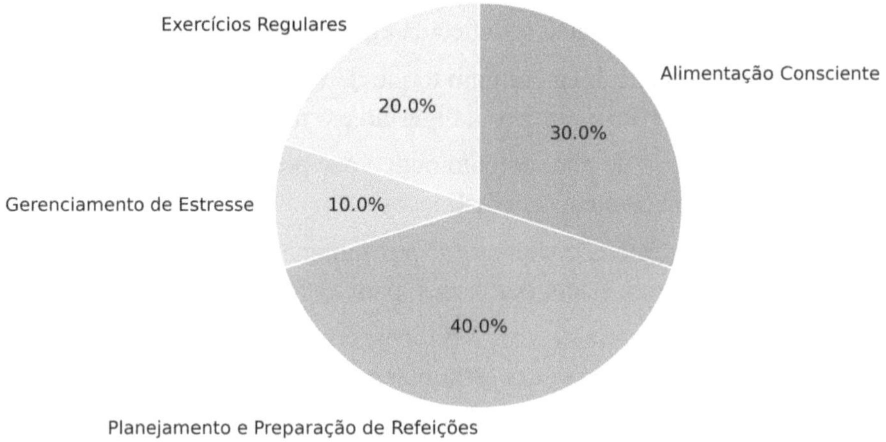

ALC: Alimentação Consciente
EXE: Exercícios Regulares
GER: Gerenciamento de Estresse
PRP: Planejamento e Preparação de Refeições

O planejamento consistente das refeições e os hábitos alimentares conscientes parecem ser os aspectos mais cruciais para o sucesso, destacando a importância de uma abordagem estruturada. Embora o exercício contribua, ele desempenha um papel menor do que a aderência à dieta. As técnicas de gerenciamento do estresse, embora importantes para o bem-estar geral, representam uma fatia relativamente menor, sugerindo que a própria estrutura da dieta pode mitigar algum estresse relacionado às escolhas alimentares.

Conselhos concretos

- Encontre seu ritmo vegetariano estabelecendo horários fixos para as refeições que correspondam à sua sensação natural de fome.
- Inclua mini-períodos de jejum, como pular o jantar um dia por semana e, em vez disso, desfrutar de uma xícara de chá de ervas.
- Inverta suas refeições: coma o café da manhã à noite e o jantar de manhã para desafiar seu metabolismo.
- Aumente sua variedade de sabores integrando semanalmente um novo vegetal ou fruta desconhecida em seu cardápio.
- Beba um copo de água com um toque de vinagre de maçã antes de cada refeição para estimular a digestão e o metabolismo.
- Crie um espaço de relaxamento onde você possa fazer suas refeições de forma consciente e sem distrações.
- Integre uma "refeição silenciosa" por semana, onde você come de forma consciente e sem conversas, para aguçar seus sentidos.
- Mude a temperatura de suas refeições: coma uma refeição por semana fria ou morna para estimular seu metabolismo.
- Aposte no poder das cores. Coma diariamente alimentos de todas as cores do arco-íris para garantir uma nutrição ideal.
- Ouça os sinais do seu corpo e ajuste sua ingestão calórica ao seu nível de atividade individual.
- Reflita sobre seu humor antes e depois das refeições para entender melhor a influência da alimentação em seu bem-estar.

5. 3 Integração Sustentável

O sucesso sustentável de uma dieta vegetariana de metabolismo baseia-se na integração de novas rotinas diárias. Isso inclui uma alimentação consciente, exercícios regulares e sono adequado. A mudança traz desafios práticos, como a adaptação das interações sociais e a manutenção da motivação. A organização do dia a dia influencia o equilíbrio hormonal, a absorção de nutrientes e a queima de gordura. Um planejamento e organização bem pensados facilitam a implementação da dieta. Ao mesmo tempo, fatores sociais e estratégias individuais de motivação desempenham um papel crucial para o sucesso a longo prazo. Descubra como integrar a dieta vegetariana de metabolismo de forma sustentável em sua rotina e beneficiar-se a longo prazo dos efeitos positivos.

A integração sustentável de uma dieta vegetariana para otimização do metabolismo é alcançada por meio do estabelecimento gradual de novas rotinas saudáveis no dia a dia e da ativa configuração do ambiente social, apoiada por uma definição de metas positiva e realista, além de estratégias de motivação eficazes.

Rotinas do dia a dia

As rotinas do dia a dia influenciam o sucesso de uma dieta vegetariana para otimização do metabolismo. Refeições regulares estabilizam o blutzuckerspiegel e previnem ataques de fome. Um ritmo diário constante com horários fixos para as refeições, como café da manhã às 7 horas, almoço às 12 horas e jantar às 18 horas, treina o corpo a produzir as enzimas digestivas necessárias no momento certo. Isso facilita a naehrstoffaufnahme e promove o metabolismo. Além disso, integre horários fixos para exercícios em sua rotina diária. Atividades físicas, como uma caminhada de 30 minutos após o almoço, também aceleram o metabolismo e ajudam a ativar a queima de gordura. O planejamento é um fator importante para o sucesso da dieta. Elabore um plano de refeições para a semana no fim de semana. Isso evita decisões espontâneas e não saudáveis quando a fome aparece. Anote todas as refeições e lanches, incluindo as quantidades. Uma lista de compras baseada no plano de refeições evita compras por impulso no supermercado. Prepare, se possível, componentes de suas refeições com antecedência. Legumes cortados na geladeira facilitam a rápida preparação de um almoço saudável. Nozes de molho ou quinoa pré-cozida economizam tempo e promovem uma alimentação saudável no dia a dia. Preste atenção a uma quantidade adequada de sono. A falta de sono perturba o hormonhaushalt e pode desencadear desejos por alimentos ricos em açúcar e gordura. Um ritmo de sono regular – cerca de sete a oito horas de sono por noite – apoia a regeneration do corpo e promove a queima de gordura. Desenvolva rituais de sono para adormecer mais facilmente: um banho quente, uma xícara de chá de ervas ou a leitura de um livro. Evite dispositivos eletrônicos no quarto, pois a luz azul pode perturbar o sono. Comer conscientemente é outro aspecto importante. Reserve um tempo para suas refeições e coma sem distrações, como televisão ou smartphone. Concentre-se no sabor e na textura dos alimentos. Mastigue cada garfada cuidadosamente, isso apoia a digestão. Comer de forma consciente ajuda a perceber melhor os sinais de saciedade e previne excessos. Integre pequenos exercícios de mindfulness em sua rotina. Apenas cinco minutos de respiração consciente podem reduzir o estresse e aumentar o bem-estar. Beba água suficiente ao longo do dia. A água é essencial para o metabolismo e o transporte de nutrientes. Além disso, ajuda a eliminar toxinas do corpo e aumenta a sensação de saciedade. Coloque uma garrafa de água na mesa ou leve uma com você para beber regularmente. Evite bebidas açucaradas, como refrigerantes ou sucos, pois elas fornecem calorias desnecessárias e perturbam o metabolismo. Chás de ervas ou água com fatias de limão ou pepino são alternativas saudáveis. A integração de novas rotinas leva tempo e paciência. Comece com pequenas mudanças e aumente gradualmente. Introduza uma nova rotina a cada semana, como horários fixos para as refeições ou um programa regular de exercícios. Recompense-se por seus sucessos, isso motiva e fortalece a disciplina. Documente seu progresso, seja em um diário ou em um aplicativo. Isso ajuda a manter o controle e motiva a continuar. Busque apoio de amigos, familiares ou em um grupo de apoio. A troca com outros pode ajudar a encontrar motivação e superar desafios. Estruture seu dia para reduzir o estresse. Uma lista de tarefas ajuda a manter o controle e a definir prioridades. Planeje intervalos para poder reagir a eventos imprevistos sem entrar em estresse. Delegue tarefas, se possível. Aprenda a dizer não quando não tiver tempo ou energia para tarefas adicionais. Técnicas de relaxamento, como yoga, meditação ou relaxamento muscular progressivo, podem ajudar a reduzir o estresse e restaurar o equilíbrio interior. Integre breves momentos de relaxamento em sua rotina, como cinco minutos de meditação pela manhã ou um breve exercício de yoga à noite. Uma atitude positiva também é importante para o sucesso da dieta. Concentre-se nos aspectos positivos da alimentação vegetariana e do novo estilo de vida. Visualize seus objetivos e alegre-se com as mudanças positivas que você alcançará. Lide com retrocessos – ninguém é perfeito e haverá dias em que você não atingirá seus objetivos. Veja os retrocessos como uma oportunidade de aprendizado e

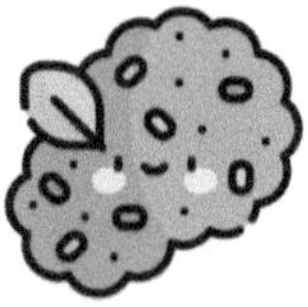

não como uma falha. Analise o que deu errado e como você pode fazer melhor no futuro. Não perca a coragem e continue em frente.

Bom saber

Mindfulness

A prática de mindfulness ao comer pode ajudar a tornar a ingestão de alimentos mais consciente e, assim, apoiar o sucesso da dieta vegetariana para otimização do metabolismo.

Queima de gordura

A queima de gordura é estimulada pelo exercício e um metabolismo saudável, o que pode levar à perda de peso durante a dieta.

Sinais de saciedade

Os sinais de saciedade ajudam a encontrar o tamanho de porção correto na dieta vegetariana para otimização do metabolismo e evitam excessos.

Tempo gasto para rotinas

Tempo gasto com a dieta metabólica vegetariana

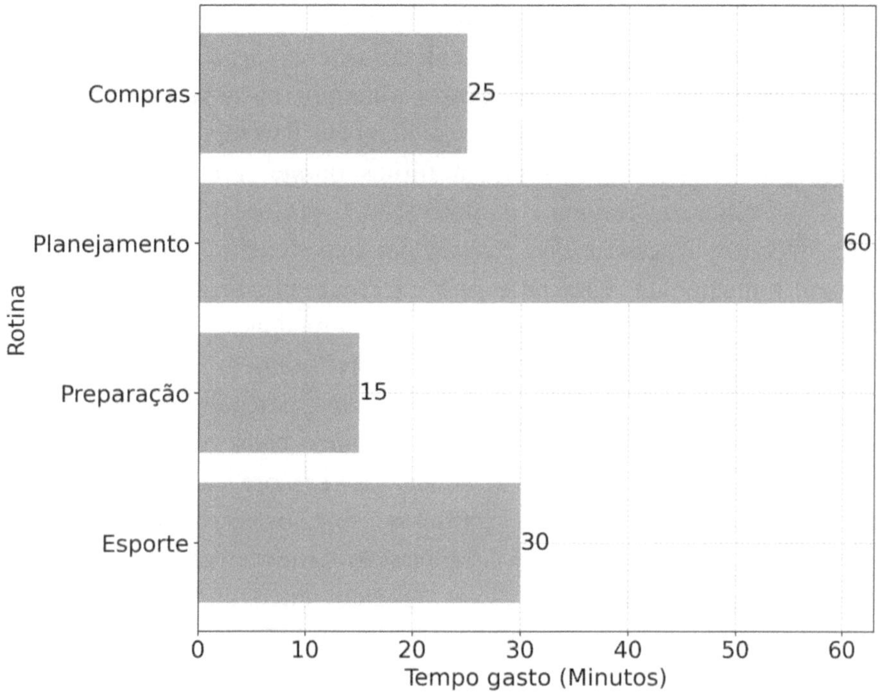

COM: Compras

PLA: Planejamento

ESP: Esporte

PRE: Preparação

O maior tempo é gasto na preparação das refeições. Compras e esportes levam aproximadamente a mesma quantidade de tempo. O planejamento leva menos tempo, mas não deve ser negligenciado.

Aspectos Sociais

Interações Sociais moldam a experiência de uma dieta vegetariana. Refeições compartilhadas com amigos e familiares podem representar um desafio quando os hábitos alimentares são diferentes. A comunicação aberta sobre a dieta e seus fundamentos pode promover compreensão e apoio. Em vez de esconder a mudança alimentar, compartilhe seus objetivos e os efeitos positivos que você já está experimentando. Isso pode despertar interesse e levar a conversas estimulantes. Uma noite de culinária em grupo com receitas vegetarianas pode envolver familiares e amigos na nova dieta e reduzir a ansiedade. [s88] O ambiente social também desempenha um papel: a troca com pessoas afins, seja em fóruns online, grupos de apoio ou aulas de culinária, fortalece a motivação e oferece dicas valiosas. Lá você encontrará pessoas que passam por experiências semelhantes e se apoiam mutuamente. Essa rede pode oferecer suporte especialmente em fases difíceis da dieta e ajudar a integrar a mudança alimentar a longo prazo no cotidiano. [s88] O crescente número de restaurantes vegetarianos e veganos e as opções nos supermercados mostram que a alimentação à base de plantas está se tornando cada vez mais aceita na sociedade. Aproveite essa tendência e explore novos locais ou experimente alternativas de produtos veganos. Isso ampliará seu horizonte culinário e facilitará a integração da dieta vegetariana em sua vida social. A reflexão sobre aspectos éticos e ecológicos da alimentação também pode fortalecer a motivação. A compreensão de que uma dieta vegetariana contribui para o bem-estar animal e a proteção ambiental pode reforçar sua decisão e aumentar a aceitação social. [s88] Assim, a dieta vegetariana se torna não apenas uma experiência pessoal, mas também uma experiência socialmente relevante.

Bom saber

Aspectos Ecológicos

Os aspectos ecológicos de uma dieta vegetariana dizem respeito aos impactos da alimentação no meio ambiente. Uma dieta vegetariana pode reduzir a pegada ecológica, uma vez que a produção de alimentos vegetais é frequentemente mais sustentável em comparação com a criação de animais.

Interações Sociais

Interações sociais podem influenciar a dieta vegetariana, oferecendo apoio e motivação ou apresentando desafios a serem superados. Um ambiente social positivo pode facilitar a transição para uma dieta vegetariana a longo prazo.

Impacto Social em Dietas Metabólicas Vegetarianas

Fatores sociais que influenciam o sucesso da dieta metabólica.

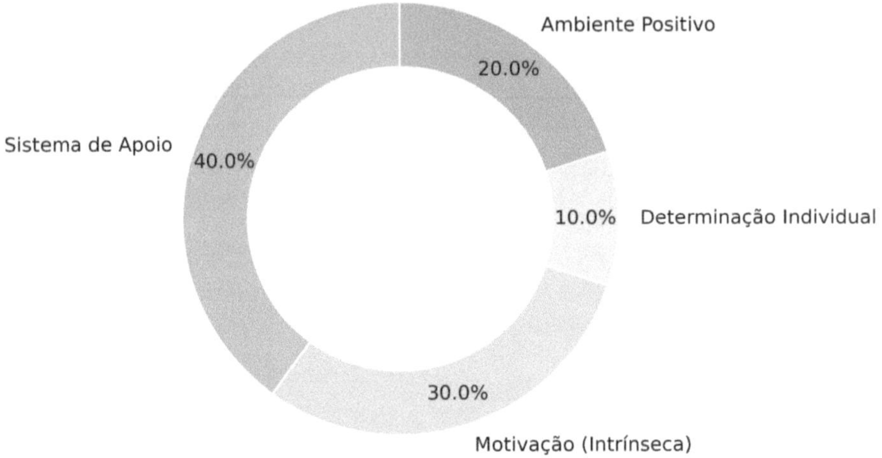

AMB: Ambiente Positivo
DET: Determinação Individual
MOT: Motivação (Intrínseca)
SAP: Sistema de Apoio

Motivação e apoio parecem ser fatores-chave para a adesão a uma dieta metabólica vegetariana. Embora a determinação individual desempenhe um papel significativo, as conexões sociais e um ambiente positivo contribuem substancialmente para resultados bem-sucedidos. Estratégias focadas em promover essas influências positivas podem levar a uma melhor adesão e melhores resultados.

Estratégias de Motivação

A motivação é o combustível para mudanças sustentáveis, especialmente em uma dieta vegetariana de metabolismo. Estratégias bem-sucedidas atuam em diferentes pontos e consideram as necessidades individuais. Um aspecto importante é a definição de metas realistas. Em vez de buscar uma mudança radical, comece com pequenas adaptações graduais. Substitua pratos de carne uma ou duas vezes por semana por alternativas vegetarianas. Se você costuma beber 1 litro de refrigerante por dia, reduza gradualmente para meio litro e substitua a outra metade por água, chá sem açúcar ou infused_water. Aumente os dias vegetarianos lentamente até alcançar seu estilo alimentar desejado. Esse método de adaptação gradual evita sobrecarga e promove sucessos a longo prazo. Técnicas de visualização também podem fortalecer a motivação. Imagine o sucesso da dieta – como você se sente ao alcançar seu peso ideal ou melhorar sua saúde. Conecte essa visualização a emoções positivas para aumentar a motivação. Um Painel de Visão com imagens que representam seus objetivos pode apoiar essa técnica. Anote seu progresso regularmente, por exemplo, documentando seu peso e medidas corporais ou tirando fotos. O sucesso visível fortalece a autoconfiança e motiva a continuar no caminho escolhido. Recompensas que não contradizem a dieta também são úteis. Permita-se, após uma semana bem-sucedida, um novo livro de receitas vegetarianas, um dia de wellness relaxante ou novas roupas de esporte. Evite recompensas com alimentos não saudáveis, pois podem comprometer o sucesso da dieta. Em vez disso, as recompensas devem apoiar seu novo estilo de vida e criar associações positivas. A identificação de obstáculos e o desenvolvimento de estratégias para superá-los é essencial. Se você frequentemente precisa comer fora, informe-se antecipadamente sobre opções vegetarianas em restaurantes ou prepare suas refeições. Crie uma lista de pratos vegetarianos que você pode pedir ou preparar em diferentes situações. Isso facilita a decisão no dia a dia e previne "escorregões" não planejados. A troca com outros que seguem uma dieta semelhante ou que já completaram com sucesso uma dieta de metabolismo pode oferecer apoio valioso. Fóruns online, grupos de autoajuda ou a troca com amigos e familiares criam um ambiente de apoio. Compartilhe suas experiências, troque receitas e motive-se mutuamente. O apoio social fortalece a força de vontade e ajuda a manter a motivação mesmo em fases difíceis. A integração da dieta vegetariana de metabolismo na vida cotidiana requer uma adaptação a longo prazo dos hábitos. Foque não apenas na mudança alimentar, mas também nos efeitos positivos associados à sua saúde, bem-estar e atitude em relação aos alimentos. Uma atitude positiva e a valorização das mudanças positivas são fundamentais para o sucesso a longo prazo. Não veja a dieta como uma medida temporária, mas como uma oportunidade para uma melhoria sustentável na sua qualidade de vida.

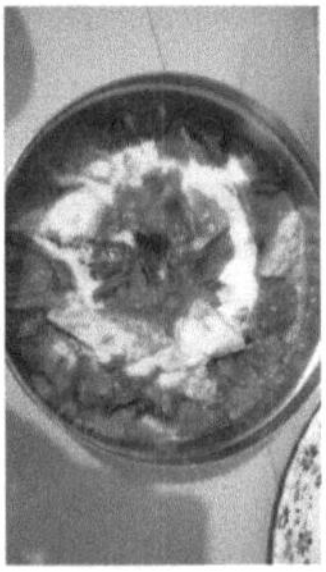

Pratos vegetarianos [i45]

Bom saber

Painel de Visão

Um Painel de Visão é uma representação visual de seus objetivos. Imagens que mostram seu corpo ideal ou pratos vegetarianos saudáveis podem aumentar a motivação para a dieta de metabolismo e promover a integração a longo prazo na vida cotidiana.

Estratégias Motivacionais para Dietas Metabólicas Vegetarianas

Eficácia de várias estratégias para adesão a longo prazo

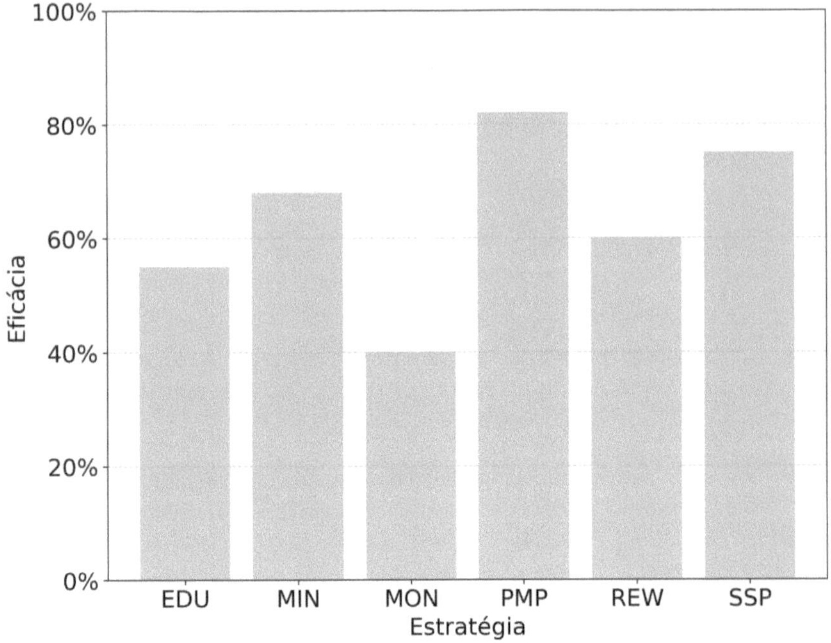

EDU: Recursos Educacionais

MIN: Mindfulness e Gerenciamento de Estresse

MON: Automonitoramento e Rastreamento

PMP: Planos de Refeições Personalizados

REW: Sistemas de Recompensa

SSP: Apoio Social e Grupos de Pares

Visualizando os dados, fica claro que o apoio social e os planos de refeições personalizados são fatores-chave para manter uma dieta metabólica vegetariana. Embora os recursos educacionais sejam úteis, seu impacto é menos significativo em comparação com os sistemas de apoio prático e as abordagens personalizadas. A menor eficácia do automonitoramento sugere a necessidade de responsabilidade externa ou métodos de rastreamento mais envolventes. No geral, uma combinação de orientação personalizada, fortes redes sociais e recursos facilmente acessíveis parece crucial para o sucesso da adesão a longo prazo.

Conselhos concretos

- Ancore a nova dieta em seu dia a dia, conectando-a a hábitos existentes, como o café da manhã.
- Crie um âncora visual para seu sucesso, pendurando, por exemplo, uma foto do seu peso ideal na geladeira.
- Aproveite o poder da comunidade e troque regularmente experiências e desafios com pessoas que pensam como você.
- Desenvolva um sistema de recompensas pessoal que o motive e, ao mesmo tempo, fortaleça seus novos hábitos, como um banho relaxante após uma semana de alimentação saudável.
- Integre a nova dieta de forma lúdica em sua rotina, organizando, por exemplo, um desafio culinário com amigos.
- Visualize seu sucesso a longo prazo, imaginando como você se sentirá em um ano com seu novo estilo de vida.
- Associe a nova dieta a emoções positivas, desfrutando de suas refeições com boa música ou um livro inspirador.
- Crie um ambiente de apoio, informando sua família e amigos sobre seus objetivos e pedindo sua compreensão.
- Desenvolva um mantra pessoal que o lembre, em momentos difíceis, do motivo pelo qual você decidiu por essa mudança.
- Veja os desafios como oportunidades de crescimento e aprenda com os contratempos, em vez de se deixar desanimar.
- Confie em sua capacidade de mudança e acredite em seu sucesso, pois sua atitude positiva é a chave para uma integração sustentável.

Revisão - 5. Sucesso a Longo Prazo

O sucesso a longo prazo com uma dieta vegetariana de metabolismo não se baseia apenas na redução inicial de peso, mas sim na integração sustentável de um estilo de vida saudável. Um programa de 30 dias pode facilitar o início, ajudando você a estabelecer novas rotinas e a alcançar os primeiros sucessos. Esta fase inicial serve como um trampolim para a mudança a longo prazo dos seus hábitos alimentares e, portanto, deve ser planejada estrategicamente desde o início. Pense em como você pode integrar a alimentação vegetariana no seu dia a dia, quais desafios você pode esperar e como pretende enfrentá-los. Experimente novas receitas e técnicas de preparo para descobrir a culinária vegetariana e trazer variedade ao seu cardápio. Aproveite os 30 dias para perceber seu corpo conscientemente e entender como ele reage à nova forma de alimentação.

A fase de transição após o programa de 30 dias é crucial para o controle de peso a longo prazo. Uma transição gradual para a fase de manutenção, na qual você amplia seu cardápio e ajusta a ingestão calórica às suas necessidades, previne o efeito sanfona. Continue a prestar atenção a uma ingestão equilibrada de nutrientes e integre exercícios suficientes em sua rotina. Reflita regularmente sobre seus hábitos alimentares e ajuste suas estratégias conforme necessário. Se, por exemplo, você perceber que o estresse leva a ataques de fome, técnicas de relaxamento como yoga ou meditação podem ser úteis. Além disso, a troca de experiências com pessoas que pensam como você, seja em grupos online ou no seu círculo pessoal, pode fortalecer a motivação e trazer novos impulsos.

Para estimular seu metabolismo a longo prazo e evitar um platô de peso, você pode aplicar várias estratégias de adaptação. O treinamento de força para aumentar a massa muscular eleva seu metabolismo basal e resulta em um maior consumo de calorias, mesmo em períodos de descanso. Uma adaptação cíclica da sua ingestão calórica, alternando fases de ingestão reduzida com fases de ingestão normal, mantém seu metabolismo flexível. A dieta vegetariana em si, com sua alta proporção de fibras e proteínas vegetais, apoia ainda mais esse processo. Por exemplo, integre lanches ricos em fibras, como um shake de proteína vegetariana com sementes de linhaça e frutas vermelhas, para apoiar seu metabolismo e garantir sua ingestão de proteínas e fibras.

O sucesso a longo prazo requer uma gestão holística do peso que vai além da mera perda de peso. Envolve um envolvimento contínuo com sua alimentação, seu corpo e seus hábitos. Esteja atento ao que você come e aprenda a interpretar seus sinais de saciedade. Encontre uma forma de exercício que você goste e que possa integrar permanentemente em sua rotina. Revezes fazem parte do processo – não se deixe desanimar por eles, mas use-os como uma oportunidade para otimizar suas estratégias. O caminho para um estilo de vida saudável é uma maratona, não um sprint. Com paciência, perseverança e uma atitude positiva, você pode alcançar seus objetivos e melhorar sua qualidade de vida de forma sustentável.

Ofertas adicionais gratuitas planejadas

Temos o prazer de oferecer futuramente materiais complementares gratuitos para este livro:

- Um capítulo bônus exclusivo com conteúdo adicional
- Um resumo compacto de todo o livro em formato PDF
- Uma versão em radionovela (Em Planejamento)

A publicação destes materiais está prevista para 2025.
Sinta-se à vontade para visitar nosso site hoje mesmo. Assim que nosso serviço de newsletter for lançado (previsto para 2025), você poderá se registrar para receber atualizações e não perder nenhuma novidade sobre as ofertas adicionais gratuitas.

www.SaageBooks.com/pt/
dieta_metabolica_vegetariana-bonus-OIBAA

Caros leitores,

Nos sentimos profundamente honrados por terem dedicado tempo para ler nosso livro do início ao fim. Nosso maior desejo é fornecer insights valiosos e orientação prática. Sua confiança em nosso trabalho significa muito para nós. Esperamos que a leitura tenha sido enriquecedora para vocês. Se tiverem alguma dúvida ou sugestão, não hesitem em nos contactar através do nosso site.

Se gostaram deste livro, agradeceríamos muito uma avaliação honesta. Vocês podem facilmente deixar sua avaliação honesta na plataforma de vendas onde compraram o livro.
Obrigado pelo seu apoio!

Bendis Saage

Saage Media GmbH - Equipe

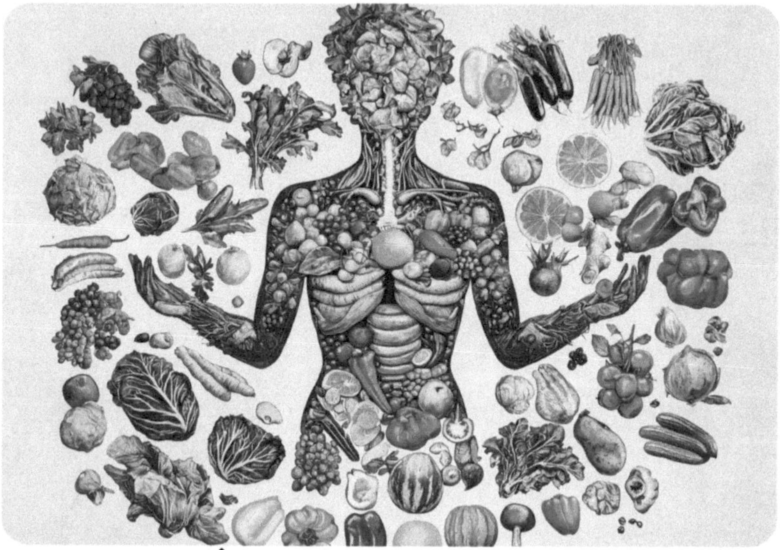

www.SaageBooks.com/pt

Descubra mais! O nosso site editorial oferece-lhe uma seleção diversificada de livros adicionais. Além de conteúdo gratuito e materiais bônus exclusivos, você encontrará informações detalhadas sobre nossas obras. Navegue pela nossa extensa oferta digital e inspire-se com experiências adicionais de leitura.

www.SaageBooks.com/pt

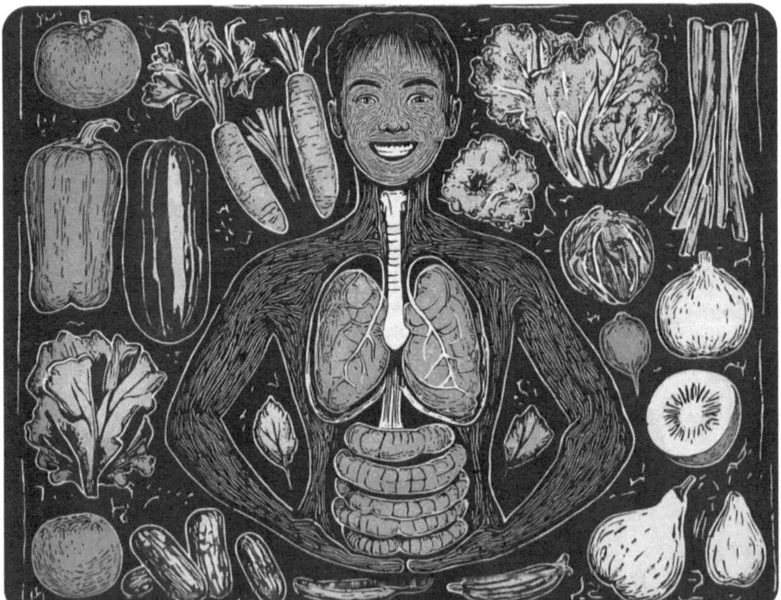

Fontes

Nossos sinceros agradecimentos a todos os autores das fontes científicas e não científicas citadas, aos operadores dos sites referenciados e aos criadores das imagens, gráficos e estudos utilizados, cujo valioso trabalho contribuiu para a criação deste livro.
Para mais informações, recomendamos visitar os sites das fontes.
Se descobrir erros de mapeamento ou outras inconsistências, entre em contato conosco.

Todas as fontes foram acessadas pela última vez em: 2025-02-11

[s1] - https://pmc.ncbi.nlm.nih.gov/articles/PMC3257700/

Autor:	Lauren Owen, Sandra I Sunram-Lea	**Título:**	Metabolic Agents that Enhance ATP can Improve Cognitive Functioning: A Review of the Evidence for Glucose, Oxygen, Pyruvate, Creatine, and L-Carnitine
DOI:	10.3390/nu3080735	**Data:**	2011 Aug 10
Site:	PubMed Central (PMC)	**Editora:**	Nutrients

[s2] - https://pmc.ncbi.nlm.nih.gov/articles/PMC3946160/

Autor:	Valter D Longo, Mark P Mattson	**Título:**	Fasting: Molecular Mechanisms and Clinical Applications
DOI:	10.1016/j.cmet.2013.12.008	**Data:**	2014 Jan 16
Site:	PubMed Central (PMC)	**Editora:**	Cell metabolism

[s3] - https://pmc.ncbi.nlm.nih.gov/articles/PMC7999488/

Autor:	Giulia Marrone, Cristina Guerriero, Daniela Palazzetti, Paolo Lido, Alessandro Marolla, Francesca Di Daniele, Annalisa Noce	**Título:**	Vegan Diet Health Benefits in Metabolic Syndrome
DOI:	10.3390/nu13030817	**Data:**	2021 Mar 2
Site:	PubMed Central (PMC)	**Editora:**	Nutrients

[s4] - https://pmc.ncbi.nlm.nih.gov/articles/PMC8569690/

Autor:	Tejaswini Ashok, Harivarsha Puttam, Victoria Clarice A Tarnate, Sharan Jhaveri, Chaithanya Avanthika, Amanda Guadalupe Trejo Treviño, Sandeep SL, Nazia T Ahmed	**Título:**	Role of Vitamin B12 and Folate in Metabolic Syndrome
por:	National Center for Biotechnology Information (NCBI)	**DOI:**	10.7759/cureus.18521
Data:	2021 Oct 6	**Site:**	PubMed Central (PMC)
Editora:	Cureus		

[s5] - https://pmc.ncbi.nlm.nih.gov/articles/PMC4488002/

Autor:	Romilly E Hodges, Deanna M Minich	**Título:**	Modulation of Metabolic Detoxification Pathways Using Foods and Food-Derived Components: A Scientific Review with Clinical Application
por:	PubMed Central (PMC)	**DOI:**	10.1155/2015/760689
Data:	2015 Jun 16	**Site:**	pmc.ncbi.nlm.nih.gov
Editora:	Journal of Nutrition and Metabolism		

[s6] - https://pmc.ncbi.nlm.nih.gov/articles/PMC4516560/

Autor:	Ruth E Patterson, Gail A Laughlin, Dorothy D Sears, Andrea Z LaCroix, Catherine Marinac, Linda C Gallo, Sheri J Hartman, Loki Natarajan, Carolyn M Senger, María Elena Martí nez, Adriana Villaseñor	**Título:**	INTERMITTENT FASTING AND HUMAN METABOLIC HEALTH
por:	Moores UCSD Cancer Center, University of California, San Diego	**DOI:**	10.1016/j.jand.2015.02.018
Data:	2015-04-06	**Site:**	PubMed Central (PMC)

[s7] - https://pmc.ncbi.nlm.nih.gov/articles/PMC3735932/

Autor:	Gijs den Besten, Karen van Eunen, Albert K Groen, Koen Venema, Dirk-Jan Reijngoud, Barbara M Bakker	**Título:**	The role of short-chain fatty acids in the interplay between diet, gut microbiota, and host energy metabolism
por:	University Medical Center Groningen; TNO	**DOI:**	10.1194/jlr.R036012
Data:	2013 Sep	**Site:**	PubMed Central (PMC)
Editora:	Journal of Lipid Research		

[s8] - https://pmc.ncbi.nlm.nih.gov/articles/PMC3946160/

Autor:	Valter D Longo, Mark P Mattson	**Título:**	Fasting: Molecular Mechanisms and Clinical Applications
DOI:	10.1016/j.cmet.2013.12.008	**Data:**	2014 Jan 16
Site:	PubMed Central (PMC)	**Editora:**	Cell metabolism

[s9] - https://pmc.ncbi.nlm.nih.gov/articles/PMC4044302/

Autor:	Rashmi Mullur, Yan-Yun Liu, Gregory A Brent	**Título:**	Thyroid Hormone Regulation of Metabolism
por:	VA Greater Los Angeles Healthcare System, Departments of Medicine and Physiology, David Geffen School of Medicine at UCLA, Los Angeles, California	**DOI:**	10.1152/physrev.00030.2013
Data:	2014 Apr	**Site:**	PubMed Central (PMC)
Editora:	Physiological Reviews		

[s10] - https://pmc.ncbi.nlm.nih.gov/articles/PMC5466941/

Autor:	Michelle McMacken, Sapana Shah	**Título:**	A plant-based diet for the prevention and treatment of type 2 diabetes
DOI:	10.11909/j.issn.1671-5411.2017.05.009	**Data:**	2017 May
Site:	PubMed Central (PMC)	**Editora:**	Journal of Geriatric Cardiology : JGC

[s11] - https://pmc.ncbi.nlm.nih.gov/articles/PMC5579641/

Autor:	Hana Kahleova, Susan Levin, Neal Barnard	**Título:**	Cardio-Metabolic Benefits of Plant-Based Diets
por:	Physicians Committee for Responsible Medicine	**DOI:**	10.3390/nu9080848
Data:	2017 Aug 9	**Site:**	PubMed Central (PMC)
Editora:	Nutrients		

[s12] - https://pmc.ncbi.nlm.nih.gov/articles/PMC6723444/

Autor:	Insaf Berrazaga, Valérie Micard, Marine Gueugneau, Stéphane Walrand	**Título:**	The Role of the Anabolic Properties of Plant- versus Animal-Based Protein Sources in Supporting Muscle Mass Maintenance: A Critical Review
por:	National Center for Biotechnology Information (NCBI)	**DOI:**	10.3390/nu11081825
Data:	2019 Aug 7	**Site:**	PubMed Central (PMC)
Editora:	Nutrients		

[s13] - https://pmc.ncbi.nlm.nih.gov/articles/PMC8623061/

Autor:	Winston J Craig, Ann Reed Mangels, Ujué Fresán, Kate Marsh, Fayth L Miles, Angela V Saunders, Ella H Haddad, Celine E Heskey, Patricia Johnston, Enette Larson-Meyer, Michael Orlich	**Título:**	The Safe and Effective Use of Plant-Based Diets with Guidelines for Health Professionals
DOI:	10.3390/nu13114144	**Data:**	2021 Nov 19
Site:	PubMed Central (PMC)	**Editora:**	Nutrients

[s14] - https://pmc.ncbi.nlm.nih.gov/articles/PMC8804093/

Autor:	Sapna Langyan, Pranjal Yadava, Fatima Nazish Khan, Zahoor A Dar, Renu Singh, Ashok Kumar	**Título:**	Sustaining Protein Nutrition Through Plant-Based Foods
DOI:	10.3389/fnut.2021.772573	**Data:**	2022 Jan 18
Site:	PubMed Central (PMC)	**Editora:**	Frontiers in Nutrition

[s15] - https://pmc.ncbi.nlm.nih.gov/articles/PMC10665534/

Autor:	Edyta Łuszczki, Faustina Boakye, Magdalena Zielińska, Katarzyna Dereń, Anna Bartosiewicz, Łukasz Oleksy, Artur Stolarczyk	**Título:**	Vegan diet: nutritional components, implementation, and effects on adults' health
DOI:	10.3389/fnut.2023.1294497	**Data:**	2023 Nov 9
Site:	PubMed Central (PMC)	**Editora:**	Frontiers in Nutrition

[s16] - https://pmc.ncbi.nlm.nih.gov/articles/PMC10103000/

Autor:	Minu S Thomas, Mariana Calle, Maria Luz Fernandez	**Título:**	Healthy plant-based diets improve dyslipidemias, insulin resistance, and inflammation in metabolic syndrome. A narrative review
DOI:	10.1016/j.advnut.2022.10.002	**Data:**	2022 Dec 17
Site:	PubMed Central (PMC)	**Editora:**	Advances in Nutrition

[s17] - https://pmc.ncbi.nlm.nih.gov/articles/PMC10516628/

Autor:	Tian Wang, Andrius Masedunskas, Walter C Willett, Luigi Fontana	**Título:**	Vegetarian and vegan diets: benefits and drawbacks
DOI:	10.1093/eurheartj/ehad436	**Data:**	2023 Jul 14
Site:	PubMed Central (PMC)	**Editora:**	European Heart Journal

[s18] - https://pmc.ncbi.nlm.nih.gov/articles/PMC10573653/

Autor:	Diana Zarantonello, Giuliano Brunori	**Título:**	The Role of Plant-Based Diets in Preventing and Mitigating Chronic Kidney Disease: More Light than Shadows
por:	Department of Nephrology, Santa Chiara Hospital, APSS	**DOI:**	10.3390/jcm12196137
Data:	2023 Sep 22	**Site:**	PubMed Central (PMC)
Editora:	Journal of Clinical Medicine		

[s19] - https://pmc.ncbi.nlm.nih.gov/articles/PMC5579641/

Autor:	Hana Kahleova, Susan Levin, Neal Barnard	**Título:**	Cardio-Metabolic Benefits of Plant-Based Diets
por:	Physicians Committee for Responsible Medicine, George Washington University School of Medicine and Health Sciences	**DOI:**	10.3390/nu9080848
Data:	2017 Aug 9	**Site:**	PubMed Central (PMC)
Editora:	Nutrients		

[s20] - https://pmc.ncbi.nlm.nih.gov/articles/PMC9002735/

Autor:	Michalina Banaszak, Ilona Górna, Juliusz Przysławski	**Título:**	Non-Pharmacological Treatments for Insulin Resistance: Effective Intervention of Plant-Based Diets—A Critical Review
por:	Poznan University of Medical Sciences	**DOI:**	10.3390/nu14071400
Data:	2022 Mar 27	**Site:**	PubMed Central (PMC)
Editora:	Nutrients		

[s21] - https://pmc.ncbi.nlm.nih.gov/articles/PMC6742661/

Autor:	Evelyn Medawar, Sebastian Huhn, Arno Villringer, A Veronica Witte	**Título:**	The effects of plant-based diets on the body and the brain: a systematic review
DOI:	10.1038/s41398-019-0552-0	**Data:**	2019 Sep 12
Site:	PubMed Central (PMC)	**Editora:**	Nature Publishing Group

[s22] - https://pmc.ncbi.nlm.nih.gov/articles/PMC10665534/

Autor:	Edyta Łuszczki, Faustina Boakye, Magdalena Zielińska, Katarzyna Dereń, Anna Bartosiewicz, Łukasz Oleksy, Artur Stolarczyk	**Título:**	Vegan diet: nutritional components, implementation, and effects on adults' health
por:	National Center for Biotechnology Information (NCBI)	**DOI:**	10.3389/fnut.2023.1294497
Data:	2023 Nov 9	**Site:**	PubMed Central (PMC)
Editora:	Frontiers in Nutrition		

[s23] - https://pmc.ncbi.nlm.nih.gov/articles/PMC5466941/

Autor:	Michelle McMacken, Sapana Shah	**Título:**	A plant-based diet for the prevention and treatment of type 2 diabetes
por:	New York University School of Medicine	**DOI:**	10.11909/j.issn.1671-5411.2017.05.009
Data:	2017 May	**Site:**	PubMed Central (PMC)
Editora:	Journal of Geriatric Cardiology : JGC		

[s24] - https://pmc.ncbi.nlm.nih.gov/articles/PMC10573653/

Autor:	Diana Zarantonello, Giuliano Brunori	**Título:**	The Role of Plant-Based Diets in Preventing and Mitigating Chronic Kidney Disease: More Light than Shadows
DOI:	10.3390/jcm12196137	**Data:**	2023 Sep 22
Site:	PubMed Central (PMC)	**Editora:**	Journal of Clinical Medicine

[s25] - https://pmc.ncbi.nlm.nih.gov/articles/PMC8623061/

Autor:	Winston J Craig, Ann Reed Mangels, Ujué Fresán, Kate Marsh, Fayth L Miles, Angela V Saunders, Ella H Haddad, Celine E Heskey, Patricia Johnston, Enette Larson-Meyer, Michael Orlich	**Título:**	The Safe and Effective Use of Plant-Based Diets with Guidelines for Health Professionals
DOI:	10.3390/nu13114144	**Data:**	2021 Nov 19
Site:	PubMed Central (PMC)	**Editora:**	Nutrients

[s26] - https://pmc.ncbi.nlm.nih.gov/articles/PMC10773664/

Autor:	Tariq Aziz, Nageen Hussain, Zunaira Hameed, Lin Lin	**Título:**	Elucidating the role of diet in maintaining gut health to reduce the risk of obesity, cardiovascular and other age-related inflammatory diseases: recent challenges and future recommendations
DOI:	10.1080/19490976.2023.2297864	**Data:**	2024 Jan 4
Site:	PubMed Central (PMC)		

[s27] - https://pmc.ncbi.nlm.nih.gov/articles/PMC8839325/

Autor:	Izzah Vasim, Chaudry N Majeed, Mark D DeBoer	**Título:**	Intermittent Fasting and Metabolic Health
por:	Wake Forest University School of Medicine, University of Virginia School of Medicine	**DOI:**	10.3390/nu14030631
Data:	2022 Jan 31	**Site:**	PubMed Central (PMC)
Editora:	Nutrients		

[s28] - https://pmc.ncbi.nlm.nih.gov/articles/PMC7999488/

Autor:	Giulia Marrone, Cristina Guerriero, Daniela Palazzetti, Paolo Lido, Alessandro Marolla, Francesca Di Daniele, Annalisa Noce	**Título:**	Vegan Diet Health Benefits in Metabolic Syndrome
por:	University of Rome Tor Vergata; National Library of Medicine (NLM); National Institutes of Health (NIH)	**DOI:**	10.3390/nu13030817
Data:	2021 Mar 2	**Site:**	PubMed Central (PMC)
Editora:	Nutrients		

[s29] - https://pmc.ncbi.nlm.nih.gov/articles/PMC10665534/

Autor:	Edyta Łuszczki, Faustina Boakye, Magdalena Zielińska, Katarzyna Dereń, Anna Bartosiewicz, Łukasz Oleksy, Artur Stolarczyk	**Título:**	Vegan diet: nutritional components, implementation, and effects on adults' health
por:	Institute of Health Sciences, Medical College of Rzeszów University, Rzeszów, Poland; Faculty of Health Sciences, Department of Physiotherapy, Jagiellonian University Medical College, Kraków, Poland; Orthopedic and Rehabilitation Department, Medical University of Warsaw, Warsaw, Poland	**DOI:**	10.3389/fnut.2023.1294497
Data:	2023 Nov 9	**Site:**	PubMed Central (PMC)
Editora:	Frontiers in Nutrition		

[s30] - https://pmc.ncbi.nlm.nih.gov/articles/PMC4488002/

Autor:	Romilly E Hodges, Deanna M Minich	**Título:**	Modulation of Metabolic Detoxification Pathways Using Foods and Food-Derived Components: A Scientific Review with Clinical Application
por:	University of Bridgeport; Institute for Functional Medicine; University of Western States	**DOI:**	10.1155/2015/760689
Data:	2015 Jun 16	**Site:**	PubMed Central (PMC)
Editora:	Journal of Nutrition and Metabolism		

[s31] - https://pmc.ncbi.nlm.nih.gov/articles/PMC4488002/

Autor:	Romilly E Hodges, Deanna M Minich	**Título:**	Modulation of Metabolic Detoxification Pathways Using Foods and Food-Derived Components: A Scientific Review with Clinical Application
por:	University of Bridgeport, Institute for Functional Medicine, University of Western States	**DOI:**	10.1155/2015/760689
Data:	2015 Jun 16	**Site:**	PubMed Central (PMC)
Editora:	Journal of Nutrition and Metabolism		

[s32] - https://pmc.ncbi.nlm.nih.gov/articles/PMC9953584/

Autor:	Merlin Jesso Abraham, Adham El Sherbini, Mohammad El-Diasty, Sussan Askari, Myron R Szewczuk	**Título:**	Restoring Epigenetic Reprogramming with Diet and Exercise to Improve Health-Related Metabolic Diseases
por:	Queen's University, Kingston Health Science Centre	**DOI:**	10.3390/biom13020318
Data:	2023 Feb 7	**Site:**	PubMed Central (PMC)
Editora:	Biomolecules		

[s33] - https://pmc.ncbi.nlm.nih.gov/articles/PMC8840645/

Autor:	Christopher Weyh, Karsten Krüger, Peter Peeling, Lindy Castell	**Título:**	The Role of Minerals in the Optimal Functioning of the Immune System
por:	University of Giessen, University of Western Australia, Green Templeton College, University of Oxford	**DOI:**	10.3390/nu14030644
Data:	2022 Feb 2	**Site:**	PubMed Central (PMC)
Editora:	Nutrients		

[s34] - https://pmc.ncbi.nlm.nih.gov/articles/PMC4772032/

Autor:	David O Kennedy	**Título:**	B Vitamins and the Brain: Mechanisms, Dose and Efficacy—A Review
por:	Brain, Performance and Nutrition Research Centre, Northumbria University	**DOI:**	10.3390/nu8020068
Data:	2016 Jan 28	**Site:**	PubMed Central (PMC)
Editora:	Nutrients		

[s35] - https://pmc.ncbi.nlm.nih.gov/articles/PMC4608274/

Autor:	Rani Polak, Edward M Phillips, Amy Campbell	**Título:**	Legumes: Health Benefits and Culinary Approaches to Increase Intake
por:	Institute of Lifestyle Medicine, Joslin Diabetes Center, Department of Physical Medicine & Rehabilitation, Harvard Medical School, Boston, MA; Good Measures—Education Content Development and Training, Boston, MA	**DOI:**	10.2337/diaclin.33.4.198
Data:	2015 Oct	**Site:**	PubMed Central (PMC)
Editora:	Clinical Diabetes : A Publication of the American Diabetes Association		

[s36] - https://pmc.ncbi.nlm.nih.gov/articles/PMC2941756/

Autor:	Richard J Bloomer, Mohammad M Kabir, Robert E Canale, John F Trepanowski, Kate E Marshall, Tyler M Farney, Kelley G Hammond	**Título:**	Effect of a 21 day Daniel Fast on metabolic and cardiovascular disease risk factors in men and women
por:	The University of Memphis	**DOI:**	10.1186/1476-511X-9-94
Data:	2010 Sep 3	**Site:**	PubMed Central (PMC)
Editora:	Lipids in Health and Disease		

[s37] - https://pmc.ncbi.nlm.nih.gov/articles/PMC4501369/

Autor:	Rebecca M Leech, Anthony Worsley, Anna Timperio, Sarah A McNaughton	**Título:**	Understanding meal patterns: definitions, methodology and impact on nutrient intake and diet quality
por:	Centre for Physical Activity and Nutrition Research (C-PAN), School of Exercise and Nutrition Sciences, Deakin University	**DOI:**	10.1017/S0954422414000262
Data:	2015 Jun	**Site:**	PubMed Central (PMC)

[s38] - https://www.nia.nih.gov/health/healthy-eating-nutrition-and-diet/healthy-meal-planning-tips-older-adults
Título: Healthy Meal Planning: Tips for Older Adults **por:** National Institute on Aging
Site: National Institute on Aging **Editora:** National Institute of Health (NIH)

[s39] - https://pmc.ncbi.nlm.nih.gov/articles/PMC7213043/
Autor: Emily N C Manoogian, Amandine Chaix, Satchidananda Panda **Título:** When to Eat: The Importance of Eating Patterns in Health and Disease
DOI: 10.1177/0748730419892105 **Data:** 2019 Dec 8
Site: PubMed Central (PMC)

[s40] - https://pmc.ncbi.nlm.nih.gov/articles/PMC9010393/
Autor: Rochelle Davis, Michelle Rogers, Alison M Coates, Gloria K W Leung, Maxine P Bonham **Título:** The Impact of Meal Timing on Risk of Weight Gain and Development of Obesity: a Review of the Current Evidence and Opportunities for Dietary Intervention
DOI: 10.1007/s11892-022-01457-0 **Data:** 2022 Apr 11
Site: PubMed Central (PMC) **Editora:** Current Diabetes Reports

[s41] - https://pmc.ncbi.nlm.nih.gov/articles/PMC5582404/
Autor: Aránzazu Aparicio, Elena E Rodrí guez-Rodríguez, Javier Aranceta-Bartrina, Ángel Gil, Marcela Gonzá lez-Gross, Lluis Serra-Majem, Gregorio Varela-Moreiras, Rosa Maria Ortega **Título:** Differences in meal patterns and timing with regard to central obesity in the ANIBES ('Anthropometric data, macronutrients and micronutrients intake, practice of physical activity, socioeconomic data and lifestyles in Spain') Study
DOI: 10.1017/S1368980017000635 **Data:** 2017 Apr 17
Site: PubMed Central (PMC) **Editora:** Public Health Nutrition

[s42] - https://pmc.ncbi.nlm.nih.gov/articles/PMC8017325/
Autor: Ju Young Kim **Título:** Optimal Diet Strategies for Weight Loss and Weight Loss Maintenance
por: Department of Family Medicine, Seoul National University Bundang Hospital, Seongnam, Korea **DOI:** 10.7570/jomes20065
Data: 2020 Oct 27 **Site:** PubMed Central (PMC)
Editora: Journal of Obesity & Metabolic Syndrome

[s43] - https://pmc.ncbi.nlm.nih.gov/articles/PMC8304791/
Autor: Ellen Niederberger, Michael J Parnham **Título:** The Impact of Diet and Exercise on Drug Responses
DOI: 10.3390/ijms22147692 **Data:** 2021 Jul 19
Site: PubMed Central (PMC) **Editora:** International Journal of Molecular Sciences

[s44] - https://www.niddk.nih.gov/health-information/weight-management/take-charge-health-guide-teenagers
Título: Take Charge of Your Health: A Guide for Teenagers **por:** National Institute of Diabetes and Digestive and Kidney Diseases (NIDDK)
Data: 2024-12-13 **Site:** NIDDK
Editora: NIDDK

[s45] - https://pmc.ncbi.nlm.nih.gov/articles/PMC10661909/

Autor:	Lydia Alexander, Sandra M Christensen, Larry Richardson, Amy Beth Ingersoll, Karli Burridge, Angela Golden, Sara Karjoo, Danielle Cortez, Michael Shelver, Harold Edward Bays	**Título:**	Nutrition and physical activity: An Obesity Medicine Association (OMA) Clinical Practice Statement 2022
por:	Obesity Medicine Association (OMA)	**DOI:**	10.1016/j.obpill.2021.100005
Data:	2022 Jan 10	**Site:**	PubMed Central (PMC)

[s46] - https://www.niddk.nih.gov/health-information/weight-management/myths-nutrition-physical-activity

Título:	Some Myths about Nutrition & Physical Activity	**por:**	National Institute of Diabetes and Digestive and Kidney Diseases (NIDDK)
Data:	2025-01-08	**Site:**	NIDDK
Editora:	NIDDK - National Institute of Diabetes and Digestive and Kidney Diseases		

[s47] - https://www.niddk.nih.gov/health-information/weight-management/keep-active-eat-healthy-feel-great

Título:	Keep Active & Eat Healthy to Improve Well-being & Feel Great - NIDDK	**por:**	National Institute of Diabetes and Digestive and Kidney Diseases (NIDDK)
Data:	2025-01-08	**Site:**	NIDDK
Editora:	NIDDK - National Institute of Diabetes and Digestive and Kidney Diseases		

[s48] - https://pmc.ncbi.nlm.nih.gov/articles/PMC8017325/

Autor:	Ju Young Kim	**Título:**	Optimal Diet Strategies for Weight Loss and Weight Loss Maintenance
por:	Department of Family Medicine, Seoul National University Bundang Hospital, Seongnam, Korea	**DOI:**	10.7570/jomes20065
Data:	2020 Oct 27	**Site:**	PubMed Central (PMC)
Editora:	Journal of Obesity & Metabolic Syndrome		

[s49] - https://pubmed.ncbi.nlm.nih.gov/17313722/

Autor:	Poortvliet PC, Bérubé-Parent S, Drapeau V, Lamarche B, Blundell JE, Tremblay A	**Título:**	Effects of a healthy meal course on spontaneous energy intake, satiety and palatability
DOI:	10.1017/S000711450738135X	**Data:**	2007 Mar
Site:	PubMed	**Editora:**	Br J Nutr

[s50] - https://pubmed.ncbi.nlm.nih.gov/34067077/

Autor:	Rossi L, Ferrari M, Martone D, Benvenuti L, De Santis A	**Título:**	The Promotions of Sustainable Lunch Meals in School Feeding Programs: The Case of Italy
por:	National Center for Biotechnology Information (NCBI)	**DOI:**	10.3390/nu13051571
Data:	05/07/2021	**Site:**	PubMed
Editora:	Nutrients		

[s51] - https://pmc.ncbi.nlm.nih.gov/articles/PMC10271820/

Autor:	Celia J Prynne, Caroline Handford, Valerie Dunn, Diane Bamber, Ian M Goodyer, Alison M Stephen	**Título:**	The quality of midday meals eaten at school by adolescents; school lunches compared with packed lunches and their contribution to total energy and nutrient intakes
por:	MRC Human Nutrition Research, Elsie Widdowson Laboratory; Department of Psychiatry, University of Cambridge	**DOI:**	10.1017/S1368980011002205
Data:	2011 Sep 7	**Site:**	PubMed Central (PMC)
Editora:	Public Health Nutrition		

[s52] - https://pmc.ncbi.nlm.nih.gov/articles/PMC4501369/

Autor:	Rebecca M Leech, Anthony Worsley, Anna Timperio, Sarah A McNaughton	**Título:**	Understanding meal patterns: definitions, methodology and impact on nutrient intake and diet quality
por:	Deakin University	**DOI:**	10.1017/S0954422414000262
Data:	2015 Jun	**Site:**	PubMed Central (PMC)

[s53] - https://pmc.ncbi.nlm.nih.gov/articles/PMC10818516/

Autor:	Giuseppina Federici, Vincenzo Marcotrigiano, Erica Bino, Alberto Lovat, Angela Padoin, Gerardo Salerno, Pamela D'Incà, Christian Napoli, Sandro Cinquetti	**Título:**	Healthy Snack Project: Improving Healthy Choices through Multidisciplinary Food Education Actions
por:	Local Health Authority "ULSS 1 Dolomiti", Sapienza University of Rome	**DOI:**	10.3390/nu16020255
Data:	2024 Jan 14	**Site:**	PMC (PubMed Central)
Editora:	Nutrients		

[s54] - https://pmc.ncbi.nlm.nih.gov/articles/PMC5227968/

Autor:	Melissa Anne Fernandez, André Marette	**Título:**	Potential Health Benefits of Combining Yogurt and Fruits Based on Their Probiotic and Prebiotic Properties
DOI:	10.3945/an.115.011114	**Data:**	2017 Jan 11
Site:	PubMed Central (PMC)	**Editora:**	Advances in Nutrition

[s55] - https://pubmed.ncbi.nlm.nih.gov/29486784/

Autor:	Si Hassen W, Castetbon K, Tichit C, Péneau S, Nechba A, Ducrot P, Lampuré A, Bellisle F, Hercberg S, Méjean C	**Título:**	Energy, nutrient and food content of snacks in French adults
por:	PubMed	**DOI:**	10.1186/s12937-018-0336-z
Data:	02/27/2018	**Site:**	PubMed
Editora:	Nutr J		

[s56] - https://pubmed.ncbi.nlm.nih.gov/25266206/

Autor:	Ortinau LC, Hoertel HA, Douglas SM, Leidy HJ	**Título:**	Effects of high-protein vs. high- fat snacks on appetite control, satiety, and eating initiation in healthy women
por:	PubMed	**DOI:**	10.1186/1475-2891-13-97
Data:	09/29/2014	**Site:**	PubMed
Editora:	Nutr J		

[s57] - https://pmc.ncbi.nlm.nih.gov/articles/PMC5015032/

Autor:	Valentine Yanchou Njike, Teresa M Smith, Omree Shuval, Kerem Shuval, Ingrid Edshteyn, Vahid Kalantari, Amy L Yaroch	**Título:**	Snack Food, Satiety, and Weight
DOI:	10.3945/an.115.009340	**Data:**	2016 Sep 7
Site:	PubMed Central (PMC)	**Editora:**	Advances in Nutrition

[s58] - https://pubmed.ncbi.nlm.nih.gov/24084509/

Autor:	Tan SY; Mattes RD.	**Título:**	Appetitive, dietary and health effects of almonds consumed with meals or as snacks: a randomized, controlled trial
DOI:	10.1038/ejcn.2013.184	**Data:**	2013 Nov
Site:	PubMed	**Editora:**	Eur J Clin Nutr

[s59] - https://pubmed.ncbi.nlm.nih.gov/16376636/

Autor:	Ziegler P;Briefel R;Ponza M;Novak T;Hendricks K	**Título:**	Nutrient intakes and food patterns of toddlers' lunches and snacks: influence of location
por:	National Center for Biotechnology Information (NCBI)	**DOI:**	10.1016/j.jada.2005.09.036
Data:	2006 Jan	**Site:**	PubMed
Editora:	J Am Diet Assoc		

[s60] - https://pubmed.ncbi.nlm.nih.gov/23742659/

Autor:	Ortinau LC, Culp JM, Hoertel HA, Douglas SM, Leidy HJ	**Título:**	The effects of increased dietary protein yogurt snack in the afternoon on appetite control and eating initiation in healthy women
DOI:	10.1186/1475-2891-12-71	**Data:**	06/06/2013
Site:	PubMed	**Editora:**	Nutr J

[s61] - https://pmc.ncbi.nlm.nih.gov/articles/PMC7810167/

Autor:	Jawaid Shaw, Victoria Tate, Jennifer Hanson, Jasmohan S Bajaj	**Título:**	What diet should I recommend my patient with Hepatic Encephalopathy?
por:	Virginia Commonwealth University; McGuire VA Medical Center	**DOI:**	10.1007/s11901-020-00510-4
Data:	2020 Mar 5	**Site:**	PubMed Central (PMC)

[s62] - https://pmc.ncbi.nlm.nih.gov/articles/PMC10420913/

Autor:	Laura Leoni, Filippo Valoriani, Riccardo Barbieri, Martina Pambianco, Martina Vinciguerra, Chiara Sicuro, Antonio Colecchia, Renata Menozzi, Federico Ravaioli	**Título:**	Unlocking the Power of Late-Evening Snacks: Practical Ready-to-Prescribe Chart Menu for Patients with Cirrhosis
por:	University Hospital of Modena and Reggio Emilia; University of Modena & Reggio Emilia; University of Bologna	**DOI:**	10.3390/nu15153471
Data:	2023 Aug 5	**Site:**	PMC (PubMed Central)

[s63] - https://pmc.ncbi.nlm.nih.gov/articles/PMC5946297/

Autor:	Roswitha Siener	**Título:**	Dietary Treatment of Metabolic Acidosis in Chronic Kidney Disease
por:	University Stone Centre, Department of Urology, University of Bonn	**DOI:**	10.3390/nu10040512
Data:	2018 Apr 20	**Site:**	PubMed Central (PMC)
Editora:	Nutrients		

[s64] - https://pmc.ncbi.nlm.nih.gov/articles/PMC8308732/

Autor:	Małgorzata Szczuko, Justyna Kikut, Urszula Szczuko, Iwona Szydłowska, Jolanta Nawrocka-Rutkowska, Maciej Ziętek, Donatella Verbanac, Luciano Saso	**Título:**	Nutrition Strategy and Life Style in Polycystic Ovary Syndrome—Narrative Review
por:	Pomeranian Medical University in Szczecin; University of Zagreb; Sapienza University	**DOI:**	10.3390/nu13072452
Data:	2021 Jul 18	**Site:**	PubMed Central (PMC)
Editora:	MDPI		

[s65] - https://pmc.ncbi.nlm.nih.gov/articles/PMC7146511/

Autor:	Pietro Manuel Ferraro, Matteo Bargagli, Alberto Trinchieri, Giovanni Gambaro	**Título:**	Risk of Kidney Stones: Influence of Dietary Factors, Dietary Patterns, and Vegetarian–Vegan Diets
DOI:	10.3390/nu12030779	**Data:**	2020 Mar 15
Site:	PubMed Central (PMC)		

[s66] - https://www.mdpi.com/2072-6643/16/24/4323

Autor:	María Ángeles Martín, Sonia Ramos	**Título:**	Effects of Phytochemicals on Metabolic Diseases and Human Health
por:	Multidisciplinary Digital Publishing Institute	**DOI:**	10.3390/nu16244323
Data:	2024-12-14	**Site:**	MDPI
Editora:	Multidisciplinary Digital Publishing Institute		

[s67] - https://pmc.ncbi.nlm.nih.gov/articles/PMC10665534/

Autor:	Edyta Łuszczki, Faustina Boakye, Magdalena Zielińska, Katarzyna Dereń, Anna Bartosiewicz, Łukasz Oleksy, Artur Stolarczyk	**Título:**	Vegan diet: nutritional components, implementation, and effects on adults' health
DOI:	10.3389/fnut.2023.1294497	**Data:**	2023 Nov 9
Site:	PubMed Central (PMC)	**Editora:**	Frontiers in Nutrition

[s68] - https://pmc.ncbi.nlm.nih.gov/articles/PMC7922953/

Autor:	Marina Reguero, Marta Gómez de Cedrón, Sonia Wagner, Guillermo Reglero, José Carlos Quintela, Ana Ramírez de Molina	**Título:**	Precision Nutrition to Activate Thermogenesis as a Complementary Approach to Target Obesity and Associated-Metabolic-Disorders
DOI:	10.3390/cancers13040866	**Data:**	2021 Feb 18
Site:	PubMed Central (PMC)	**Editora:**	MDPI

[s69] - https://pmc.ncbi.nlm.nih.gov/articles/PMC4517036/

Autor:	Tiziana Montalcini, Daniele De Bonis, Yvelise Ferro, Ilaria Carè, Elisa Mazza, Francesca Accattato, Marta Greco, Daniela Foti, Stefano Romeo, Elio Gulletta, Arturo Pujia	**Título:**	High Vegetable Fats Intake Is Associated with High Resting Energy Expenditure in Vegetarians
por:	University Magna Grecia, Catanzaro, Italy; University of Gothenburg, Gothenburg, Sweden	**DOI:**	10.3390/nu7075259
Data:	2015 Jul 17	**Site:**	PubMed Central (PMC)
Editora:	MDPI		

[s70] - https://pmc.ncbi.nlm.nih.gov/articles/PMC4516560/

Autor:	Ruth E Patterson, Gail A Laughlin, Dorothy D Sears, Andrea Z LaCroix, Catherine Marinac, Linda C Gallo, Sheri J Hartman, Loki Natarajan, Carolyn M Senger, María Elena Martí nez, Adriana Villaseñor	**Título:**	INTERMITTENT FASTING AND HUMAN METABOLIC HEALTH
por:	Moores UCSD Cancer Center, University of California, San Diego	**DOI:**	10.1016/j.jand.2015.02.018
Data:	2015-04-06	**Site:**	PubMed Central (PMC)

[s71] - https://pmc.ncbi.nlm.nih.gov/articles/PMC5388543/

Autor:	Valter D Longo, Satchidananda Panda	**Título:**	Fasting, circadian rhythms, and time restricted feeding in healthy lifespan
por:	University of Southern California, IFOM, FIRC Institute of Molecular Oncology, Salk institute for Biological Studies	**DOI:**	10.1016/j.cmet.2016.06.001
Data:	2016 Jun 14	**Site:**	PubMed Central (PMC)
Editora:	Cell metabolism		

[s72] - https://pmc.ncbi.nlm.nih.gov/articles/PMC10528391/

Autor:	Maria M Mihaylova, Amandine Chaix, Mirela Delibegovic, Jon J Ramsey, Joseph Bass, Girish Melkani, Rajat Singh, Zheng Chen, William W Ja, Michele Shirasu-Hiza, Mary N Latimer, Julie A Mattison, Anna E Thalacker-Mercer, Vishwa Deep Dixit, Satchidananda Panda, Dudley W Lamming	**Título:**	When a calorie is not just a calorie: diet quality and timing as mediators of metabolism and healthy aging
DOI:	10.1016/j.cmet.2023.06.008	**Data:**	2023 Jun 30
Site:	PubMed Central (PMC)	**Editora:**	Cell metabolism

[s73] - https://pmc.ncbi.nlm.nih.gov/articles/PMC10803520/

Autor:	Elham Hosseini, Achraf Ammar, Jessica K Josephson, Deanna L Gibson, Gholamreza Askari, Nicola L Bragazzi, Khaled Trabelsi, Wolfgang I Schöllhorn, Zeinab Mokhtari	**Título:**	Fasting diets: what are the impacts on eating behaviors, sleep, mood, and well-being?
DOI:	10.3389/fnut.2023.1256101	**Data:**	2024 Jan 9
Site:	PubMed Central (PMC)	**Editora:**	Frontiers in Nutrition

[s74] - https://pmc.ncbi.nlm.nih.gov/articles/PMC8839325/

Autor:	Izzah Vasim, Chaudry N Majeed, Mark D DeBoer	**Título:**	Intermittent Fasting and Metabolic Health
por:	Wake Forest University School of Medicine; University of Virginia School of Medicine	**DOI:**	10.3390/nu14030631
Data:	2022 Jan 31	**Site:**	PubMed Central (PMC)
Editora:	Nutrients		

[s75] - https://pmc.ncbi.nlm.nih.gov/articles/PMC8878449/

Autor:	Emilia Papakonstantinou, Christina Oikonomou, George Nychas, George D Dimitriadis	**Título:**	Effects of Diet, Lifestyle, Chrononutrition and Alternative Dietary Interventions on Postprandial Glycemia and Insulin Resistance
por:	Agricultural University of Athens; National and Kapodistrian University of Athens	**DOI:**	10.3390/nu14040823
Data:	2022 Feb 16	**Site:**	PMC (PubMed Central)
Editora:	Nutrients		

[s76] - https://pubmed.ncbi.nlm.nih.gov/21483792/

Autor:	Wielinga PY; Yakala GK; Heeringa P; Kleemann R; Kooistra T	**Título:**	Beneficial effects of alternate dietary regimen on liver inflammation, atherosclerosis and renal activation
DOI:	10.1371/journal.pone.0018432	**Data:**	03/31/2011
Site:	PubMed	**Editora:**	PLoS One

[s77] - https://pmc.ncbi.nlm.nih.gov/articles/PMC3144606/

Autor:	M S Chaya, H R Nagendra	**Título:**	Long-term effect of yogic practices on diurnal metabolic rates of healthy subjects
DOI:	10.4103/0973-6131.36761	**Data:**	2008 Jan-Jun
Site:	PubMed Central (PMC)	**Editora:**	International Journal of Yoga

[s78] - https://pmc.ncbi.nlm.nih.gov/articles/PMC10713007/

Autor:	Fadi J Charchar, Priscilla R Prestes, Charlotte Mills, Siew Mooi Ching, Dinesh Neupane, Francine Z Marques, James E Sharman, Liffert Vogt, Louise M Burrell, Lyudmila Korostovtseva, Manja Zec, Mansi Patil, Martin G Schultz, Matthew P Wallen, Nicolás F Renna, Sheikh Mohammed Shariful Islam, Swapnil Hiremath, Tshewang Gyeltshen, Yook-Chin Chia, Abhinav Gupta, Aletta E Schutte, Britt Klein, Claudio Borghi, Colette J Browning, Marta Czesnikiewicz-Guzik, Hae-Young Lee, Hiroshi Itoh, Katsuyuki Miura, Mattias Brunström, Norm RC Campbell, Olutope Arinola Akinnibossun, Praveen Veerabhadrappa, Richard D Wainford, Ruan Kruger, Shane A Thomas, Takahiro Komori, Udaya Ralapanawa, Véronique A Cornelissen, Vikas Kapil, Yan Li, Yuqing Zhang, Tazeen H Jafar, Nadia Khan, Bryan Williams	**Título:**	Lifestyle management of hypertension: International Society of Hypertension position paper endorsed by the World Hypertension League and European Society of Hypertension
Site:	PMC (PubMed Central)		

[s79] - https://pmc.ncbi.nlm.nih.gov/articles/PMC4895748/

Autor:	Hari Sharma	**Título:**	Meditation: Process and effects
por:	Center for Integrative Medicine, Department of Family Medicine, College of Medicine, The Ohio State University, Columbus, Ohio, USA	**DOI:**	10.4103/0974-8520.182756
Data:	2015 Jul-Sep	**Site:**	PubMed Central (PMC)
Editora:	Ayu		

[s80] - https://pmc.ncbi.nlm.nih.gov/articles/PMC5859128/

Autor:	Sigrid Breit, Aleksandra Kupferberg, Gerhard Rogler, Gregor Hasler	**Título:**	Vagus Nerve as Modulator of the Brain–Gut Axis in Psychiatric and Inflammatory Disorders
por:	University Hospital of Psychiatry, University of Bern; University Hospital Zurich	**DOI:**	10.3389/fpsyt.2018.00044
Data:	2018 Mar 13	**Site:**	PMC (PubMed Central)
Editora:	Frontiers in Psychiatry		

[s81] - https://pmc.ncbi.nlm.nih.gov/articles/PMC2941756/

Autor:	Richard J Bloomer, Mohammad M Kabir, Robert E Canale, John F Trepanowski, Kate E Marshall, Tyler M Farney, Kelley G Hammond	**Título:**	Effect of a 21 day Daniel Fast on metabolic and cardiovascular disease risk factors in men and women
por:	The University of Memphis	**DOI:**	10.1186/1476-511X-9-94
Data:	2010 Sep 3	**Site:**	PubMed Central (PMC)
Editora:	Lipids in Health and Disease		

[s82] - https://pmc.ncbi.nlm.nih.gov/articles/PMC8017325/

Autor:	Ju Young Kim	**Título:**	Optimal Diet Strategies for Weight Loss and Weight Loss Maintenance
por:	Department of Family Medicine, Seoul National University Bundang Hospital, Seongnam, Korea	**DOI:**	10.7570/jomes20065
Data:	2020 Oct 27	**Site:**	PubMed Central (PMC)
Editora:	Journal of Obesity & Metabolic Syndrome		

[s83] - https://pmc.ncbi.nlm.nih.gov/articles/PMC10516628/

Autor:	Tian Wang, Andrius Masedunskas, Walter C Willett, Luigi Fontana	**Título:**	Vegetarian and vegan diets: benefits and drawbacks
por:	Charles Perkins Center, University of Sydney; Faculty of Medicine and Health, University of Sydney; Department of Epidemiology, Harvard T. H. Chan School of Public Health; Department of Endocrinology, Royal Prince Alfred Hospital; Department of Clinical and Experimental Sciences, Brescia University	**DOI:**	10.1093/eurheartj/ehad436
Data:	2023 Jul 14	**Site:**	PubMed Central (PMC)
Editora:	European Heart Journal		

[s84] - https://pmc.ncbi.nlm.nih.gov/articles/PMC9953584/

Autor:	Merlin Jesso Abraham; Adham El Sherbini; Mohammad El-Diasty; Sussan Askari; Myron R Szewczuk	**Título:**	Restoring Epigenetic Reprogramming with Diet and Exercise to Improve Health-Related Metabolic Diseases
por:	Queen's University; Kingston Health Science Centre	**DOI:**	10.3390/biom13020318
Data:	2023 Feb 7	**Site:**	PubMed Central (PMC)

[s85] - https://pmc.ncbi.nlm.nih.gov/articles/PMC4516560/

Autor:	Ruth E Patterson, Gail A Laughlin, Dorothy D Sears, Andrea Z LaCroix, Catherine Marinac, Linda C Gallo, Sheri J Hartman, Loki Natarajan, Carolyn M Senger, María Elena Martí nez, Adriana Villaseñor	**Título:**	INTERMITTENT FASTING AND HUMAN METABOLIC HEALTH
por:	Moores UCSD Cancer Center, University of California, San Diego	**DOI:**	10.1016/j.jand.2015.02.018
Data:	2015 Apr 6	**Site:**	PubMed Central (PMC)

[s86] - https://pmc.ncbi.nlm.nih.gov/articles/PMC10665534/

Autor:	Edyta Łuszczki, Faustina Boakye, Magdalena Zielińska, Katarzyna Dereń, Anna Bartosiewicz, Łukasz Oleksy, Artur Stolarczyk	**Título:**	Vegan diet: nutritional components, implementation, and effects on adults' health
por:	Institute of Health Sciences, Medical College of Rzeszów University, Rzeszów, Poland; Faculty of Health Sciences, Department of Physiotherapy, Jagiellonian University Medical College, Kraków, Poland; Orthopedic and Rehabilitation Department, Medical University of Warsaw, Warsaw, Poland	**DOI:**	10.3389/fnut.2023.1294497
Data:	2023 Nov 9	**Site:**	PubMed Central (PMC)
Editora:	Frontiers in Nutrition		

[s87] - https://pmc.ncbi.nlm.nih.gov/articles/PMC6378495/

Autor:	James M Rippe	**Título:**	Lifestyle Strategies for Risk Factor Reduction, Prevention, and Treatment of Cardiovascular Disease
por:	Rippe Lifestyle Institute, Shrewsbury, Massachusetts	**DOI:**	10.1177/1559827618812395
Data:	2018 Dec 2	**Site:**	PubMed Central (PMC)
Editora:	American Journal of Lifestyle Medicine		

[s88] - https://pmc.ncbi.nlm.nih.gov/articles/PMC10057430/

Autor:	Shaneerra Raajlynn Kaur Sidhu, Chin Wei Kok, Thubasni Kunasegaran, Amutha Ramadas	**Título:**	Effect of Plant-Based Diets on Gut Microbiota: A Systematic Review of Interventional Studies
por:	Jeffrey Cheah School of Medicine and Health Sciences, Monash University Malaysia	**DOI:**	10.3390/nu15061510
Data:	2023 Mar 21	**Site:**	PubMed Central (PMC)
Editora:	Nutrients		

Fontes de imagem

As imagens não listadas são de criação própria ou foram adquiridas com licença apropriada. Todos os direitos estão reservados para essas imagens.

Para todas as outras imagens listadas aqui:
Nenhuma das imagens foi modificada, apenas a resolução foi ajustada. Na versão eBook, as imagens foram compiladas em colagens numeradas. Todas as imagens permanecem sujeitas à sua licença original e são usadas de acordo com seus respectivos termos de licença. Se você descobrir erros de atribuição ou outras discrepâncias, entre em contato conosco.

Data da revisão final da imagem: 2025-02-11.

Licença utilizada

CC0 http://creativecommons.org/publicdomain/zero/1.0/deed.en

Créditos de imagem

[i1] - 001_001_001_image_insulin.jpeg
https://upload.wikimedia.org/wikipedia/commons/5/57/Human-insulin-hexamer-3D-ribbons.png
Date: 2007-04-22 **por:** Benjah-bmm27
License: Public domain

[i2] - 001_001_001_image_ballaststoffe.jpeg
https://upload.wikimedia.org/wikipedia/commons/3/3d/Fruit%2C_Vegetables_and_Grain_NCI_Visuals_Online.jpg
Date: 1989 **por:** Lobo
Artista: Unknown authorUnknown author **License:** Public domain

[i3] - 001_001_001_image_ketonkoerper.jpeg
https://upload.wikimedia.org/wikipedia/commons/c/cb/Ketone_bodies.png
Date: 2007-10-02 **por:** Edgar181
License: Public domain

[i4] - 001_001_002_image_adiponektin.jpeg
https://upload.wikimedia.org/wikipedia/commons/1/13/PBB_Protein_ADIPOQ_image.jpg
Date: 21 October 2007 **por:** File Upload Bot (Magnus Manske)
Artista: ProteinBoxBot **License:** Public domain

[i5] - 001_001_002_image_kurzkettige_fettsaeuren.jpeg
https://upload.wikimedia.org/wikipedia/commons/3/32/Valeric-acid-3D-balls-B.png
Date: 2010-08-01 **por:** Jynto
License: Public domain

[i6] - 001_002_003_image_butyrat.jpeg
https://upload.wikimedia.org/wikipedia/commons/d/d4/Butyric-acid-3D-balls.png

Date:	2007-07-29	**por:**	Benjah-bmm27
Artista:	Ben Mills	**License:**	Public domain

[i7] - 001_003_003_image_coenzym.jpeg
https://upload.wikimedia.org/wikipedia/commons/1/1f/Coenzyme-A-3D-vdW.png

Date:	2007-02-18	**por:**	Benjah-bmm27
License:	Public domain		

[i8] - 001_003_003_image_enzym.jpeg
https://upload.wikimedia.org/wikipedia/commons/7/78/Purine_Nucleoside_Phosphorylase.jpg

Date:	2004-12-17	**por:**	Chris 73
License:	Public domain		

[i9] - 002_001_001_image_frischhaltedose.jpeg
https://upload.wikimedia.org/wikipedia/commons/b/b4/FEMA_-_39207_-_Food_storage_containers_stacked_on_shipping_pallets_in_Texas.jpg

Date:	2008-10-10	**por:**	BotMultichillT
Artista:	Greg Henshall	**License:**	Public domain

[i10] - 002_001_001_image_schneidebrett.jpeg
https://upload.wikimedia.org/wikipedia/commons/9/9e/Wooden_cutting_board_2017.jpg

Date:	2017-08-29	**por:**	Fructibus
License:	CC0		

[i11] - 002_001_002_image_huelsenfruechte.jpeg
https://upload.wikimedia.org/wikipedia/commons/e/e7/Various_legumes.jpg

Date:	2013-12-13	**por:**	FarnhamJ
Artista:	Keith Weller, Agricultural Research Service, USDA	**License:**	Public domain

[i12] - 002_001_002_image_kuechenutensilien.jpeg
https://upload.wikimedia.org/wikipedia/commons/a/a2/Bronze_Cooking_Utensil_%289967194513%29.jpg

Date:	2009-03-12	**por:**	Aldermanseven
Artista:	Gary Todd	**License:**	CC0

[i13] - 002_001_002_image_nuesse.jpeg
https://upload.wikimedia.org/wikipedia/commons/a/ae/Pecans%2C_hazelnuts%2C_walnuts%2C_almonds%2C_Brazil_nuts_on_a_table_with_logs_2.jpg

Date:	2016-12-22	**por:**	Baileynorwood
License:	CC0		

[i14] - 002_001_002_image_quinoa.jpeg
https://upload.wikimedia.org/wikipedia/commons/1/16/Bolivian_tricolor_quinoa_%282%29.jpg

Date:	2024-04-09	**por:**	Fumikas Sagisavas
License:	CC0		

[i15] - 002_001_003_image_gemueselasagne.jpeg
https://upload.wikimedia.org/wikipedia/commons/a/ae/Lasagna_Serving.jpg

Date:	2016-07-03	**por:**	Miansari66
License:	CC0		

[i16] - 002_002_002_image_heisshunger.jpeg
https://upload.wikimedia.org/wikipedia/commons/d/d2/Cravings_%28Unsplash%29.jpg

Date:	Taken	**por:**	Fæ
Artista:	brookelark	**License:**	CC0

[i17] - 002_003_003_image_meditation.jpeg
https://upload.wikimedia.org/wikipedia/commons/0/00/Meditation_Focus_Point.jpg

Date:	2024-12-12	**por:**	Bondigoldwiki
License:	CC0		

[i18] - 003_001_001_image_avocado.jpeg
https://upload.wikimedia.org/wikipedia/commons/4/42/Garden_breakfast_-_Garden_Caf%C3%A9_Brighton_2023-12-30.jpg

Date:	2023-12-30	**por:**	Onthewings
Artista:	Andy Li	**License:**	CC0

[i19] - 003_001_001_image_haferflocken.jpeg
https://upload.wikimedia.org/wikipedia/commons/8/8b/GD_%E5%BB%A3%E6%9D%B1_Guangdong_%E6%B1%95%E9%A0%AD%E7%8C%9B%E7%8D%85%E5%87%B1%E8%90%8A%E9%85%92%E5%BA%97_Shantou_Menshine_Gloria_Plaza_Hotel_%E9%A4%90%E5%BB%B3_restaurant_%E6%97%A9%E9%A4%90_breakfast_buffet_oatmeal_n_milk_December_2023_Red7_03.jpg

Date:	2023-12-26	**por:**	Tang HungTze Fat
License:	CC0		

[i20] - 003_001_001_image_porridge.jpeg
https://upload.wikimedia.org/wikipedia/commons/0/03/Jennifer_Pallian_2016-10-07_%28Unsplash_DfbrRpHTLy0%29.jpg

Date:	2016-10-07	**por:**	Fæ
Artista:	foodess	**License:**	CC0

[i21] - 003_001_002_image_gemuese.jpeg
https://upload.wikimedia.org/wikipedia/commons/6/64/Tacos_with_refried_beans_and_textured_vegetable_protein%2C_plus_salad_with_homemade_tea_egg%2C_plus_cheddar_cheese%2C_olive_oil%2C_and_black_pepper_-_Massachusetts.jpg

Date:	Taken	**por:**	Daderot
License:	CC0		

[i22] - 003_001_003_image_linsen.jpeg
https://upload.wikimedia.org/wikipedia/commons/7/71/Healthy_Lentil_Salad_%28Unsplash%29.jpg

Date:	2017-02-14	**por:**	Fæ
Artista:	jamessutton_photography	**License:**	CC0

[i23] - 003_002_001_image_naturjoghurt.jpeg
https://upload.wikimedia.org/wikipedia/commons/1/1b/Plain_Yogurt.jpg

Date:	2015-03-04	**por:**	Ser Amantio di Nicolao
Artista:	Alabama Extension	**License:**	CC0

[i24] - 003_002_001_image_beeren.jpeg
https://upload.wikimedia.org/wikipedia/commons/4/45/Alaska_wild_berries.jpg

Date:	2005-12-11	**por:**	Neutrality
Artista:	U.S. Fish and Wildlife Service	**License:**	Public domain

[i25] - 003_002_002_image_mandeln.jpeg
https://upload.wikimedia.org/wikipedia/commons/4/4d/Almonds02.jpg

Date:	2006-08-09	**por:**	Danielle dk
Artista:	Danielle_dk	**License:**	Public domain

[i26] - 003_002_002_image_protein.jpeg
https://upload.wikimedia.org/wikipedia/commons/8/81/Chili_with_textured_vegetable_protein_and_black_pepper_-_Massachusetts.jpg

Date:	1 December 2021	**por:**	Daderot
License:	CC0		

[i27] - 003_002_002_image_walnuesse.jpeg
https://upload.wikimedia.org/wikipedia/commons/1/1b/Juglans_regia_2009_G2.jpg

Date:	2009-06-25	**por:**	George Chernilevsky
License:	Public domain		

[i28] - 003_002_002_image_hummus.jpeg
https://upload.wikimedia.org/wikipedia/commons/4/4d/Falafel_and_Homemade_Hummus_-_Lavash_2024-09-11.jpg

Date:	2024-09-11	**por:**	Onthewings
Artista:	Andy Li	**License:**	CC0

[i29] - 003_002_003_image_tofu.jpeg
https://upload.wikimedia.org/wikipedia/commons/4/45/Hotel_Tofu_Dinner_%28Taipei%2C_Taiwan.jpg

Date:	2022-08-25	**por:**	Battlesnake1
License:	CC0		

[i30] - 003_003_001_image_bicarbonat.jpeg
https://upload.wikimedia.org/wikipedia/commons/d/db/Sodium_bicarbonate_CN_brightened.png

Date:	2010-04-08	**por:**	Kittycataclysm
Artista:	Tszrkx	**License:**	CC0

[i31] - 003_003_001_image_citrat.jpeg
https://upload.wikimedia.org/wikipedia/commons/7/7a/Citric-acid-3D-balls.png

Date:	2007-04-09	**por:**	Benjah-bmm27
License:	Public domain		

[i32] - 003_003_001_image_ingwer.jpeg
https://upload.wikimedia.org/wikipedia/commons/a/a2/Ginger-cross-section.jpg

Date:	31 March 2007	**por:**	Snarkmaster
License:	Public domain		

[i33] - 003_003_001_image_infused_water.jpeg
https://upload.wikimedia.org/wikipedia/commons/9/96/Mate_de_hojas_de_coca_boliviana.jpg

Date:	24 February 2023	**por:**	Bea.miau
License:	CC0		

[i34] - 003_003_003_image_niere.jpeg
https://upload.wikimedia.org/wikipedia/commons/1/12/Kidney_copy.png

Date:	11/2/2008	**por:**	Madhero88
License:	Public domain		

[i35] - 003_003_003_image_nierensteine.jpeg
https://upload.wikimedia.org/wikipedia/commons/1/1b/Kidney_stone_4mm_05.jpg

Date:	desconhecido	**por:**	Eduardschnack
Artista:	Jacek Proszyk	**License:**	CC0

[i36] - 004_001_001_image_capsaicin.jpeg
https://upload.wikimedia.org/wikipedia/commons/2/28/Capsaicin-3D-vdW.png

Date:	2010-01-02	**por:**	Esquilo
License:	Public domain		

[i37] - 004_001_001_image_curcumin.jpeg
https://upload.wikimedia.org/wikipedia/commons/8/89/Curcumin-enol-3D-balls.png

Date:	2011-01-27	**por:**	Jynto
License:	CC0		

[i38] - 004_001_001_image_methyleugenol.jpeg
https://upload.wikimedia.org/wikipedia/commons/8/86/Methyl-eugenol-3D-balls.png

Date:	2011-06-10	**por:**	Jynto
License:	CC0		

[i39] - 004_003_001_image_lycopin.jpeg
https://upload.wikimedia.org/wikipedia/commons/c/cd/Lycopene-3D-balls.png

Date:	2010-07-13	**por:**	Jynto
License:	Public domain		

[i40] - 004_003_001_image_phytinsaeure.jpeg
https://upload.wikimedia.org/wikipedia/commons/5/5d/Phytic_acid_molecule_ball.png

Date:	2015-02-05	**por:**	Jynto
License:	CC0		

[i41] - 004_003_002_image_asana.jpeg
https://upload.wikimedia.org/wikipedia/commons/6/6b/Yoga_asana_art.jpg

Date:	2017-03-17	**por:**	Ms Sarah Welch
Artista:	Ayurvedic India	**License:**	CC0

[i42] - 005_001_001_image_rezepte.jpeg
https://upload.wikimedia.org/wikipedia/commons/c/c0/Vegetarian_Meatballs.jpg

Date:	2008-10-27	**por:**	Unforgettableid
License:	Public domain		

[i43] - 005_001_001_image_zubereitungstechniken.jpeg
https://upload.wikimedia.org/wikipedia/commons/e/e7/Steam-boiling_green_asparagus.jpg

Date:	2018-05-03	**por:**	W.carter
License:	CC0		

[i44] - 005_001_003_image_essgewohnheit.jpeg
https://upload.wikimedia.org/wikipedia/commons/4/4e/Vegetarian_diet.jpg

Date:	2006-03-20	**por:**	Dbenbenn
Artista:	Scott Bauer, USDA ARS	**License:**	Public domain

[i45] - 005_003_003_image_vegetarische_gerichte.jpeg
https://upload.wikimedia.org/wikipedia/commons/f/fa/Home_made_Paneer_Chilli.jpg

Date:	2023-03-18	**por:**	Medhi jyoti
License:	CC0		

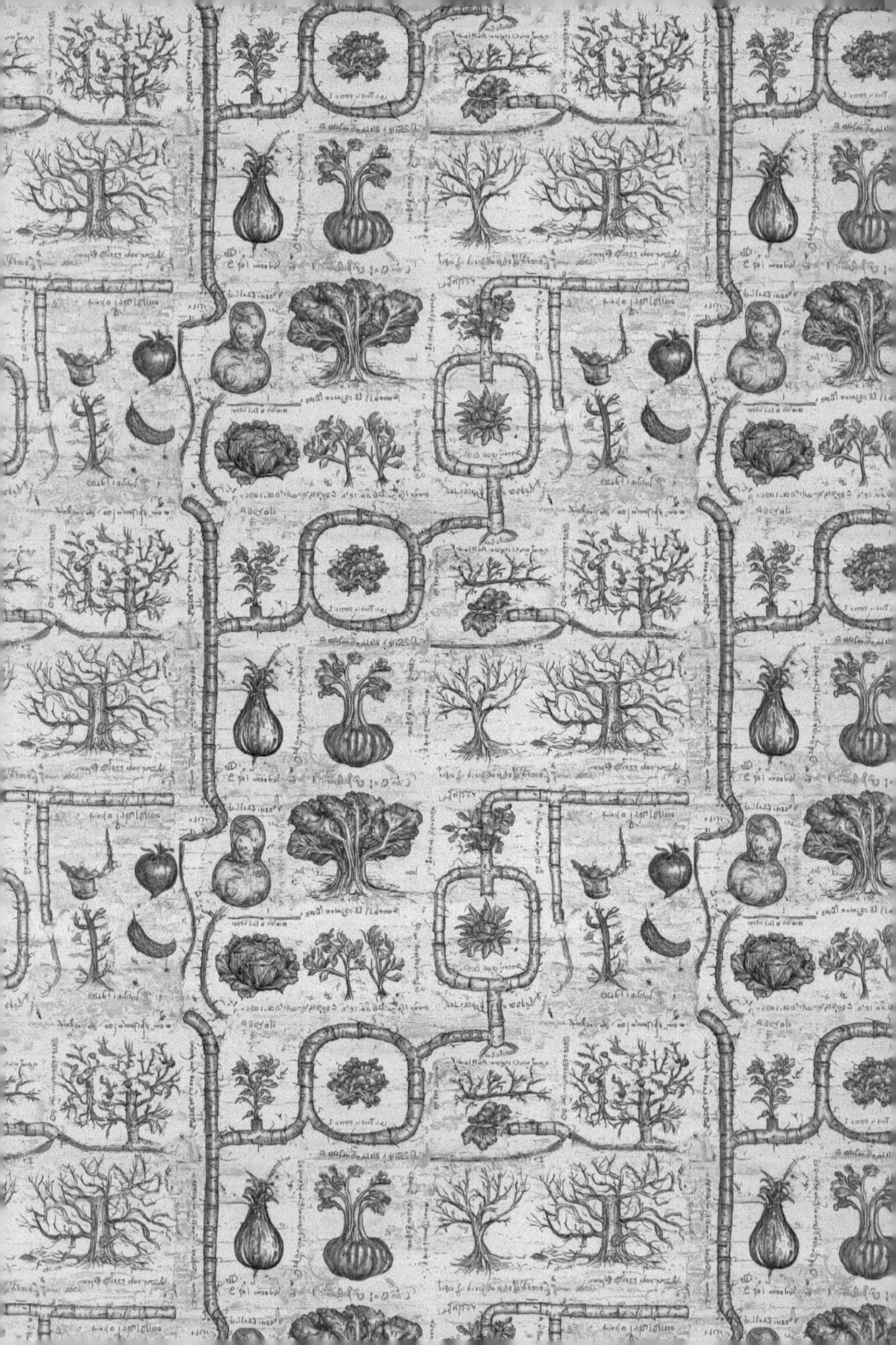

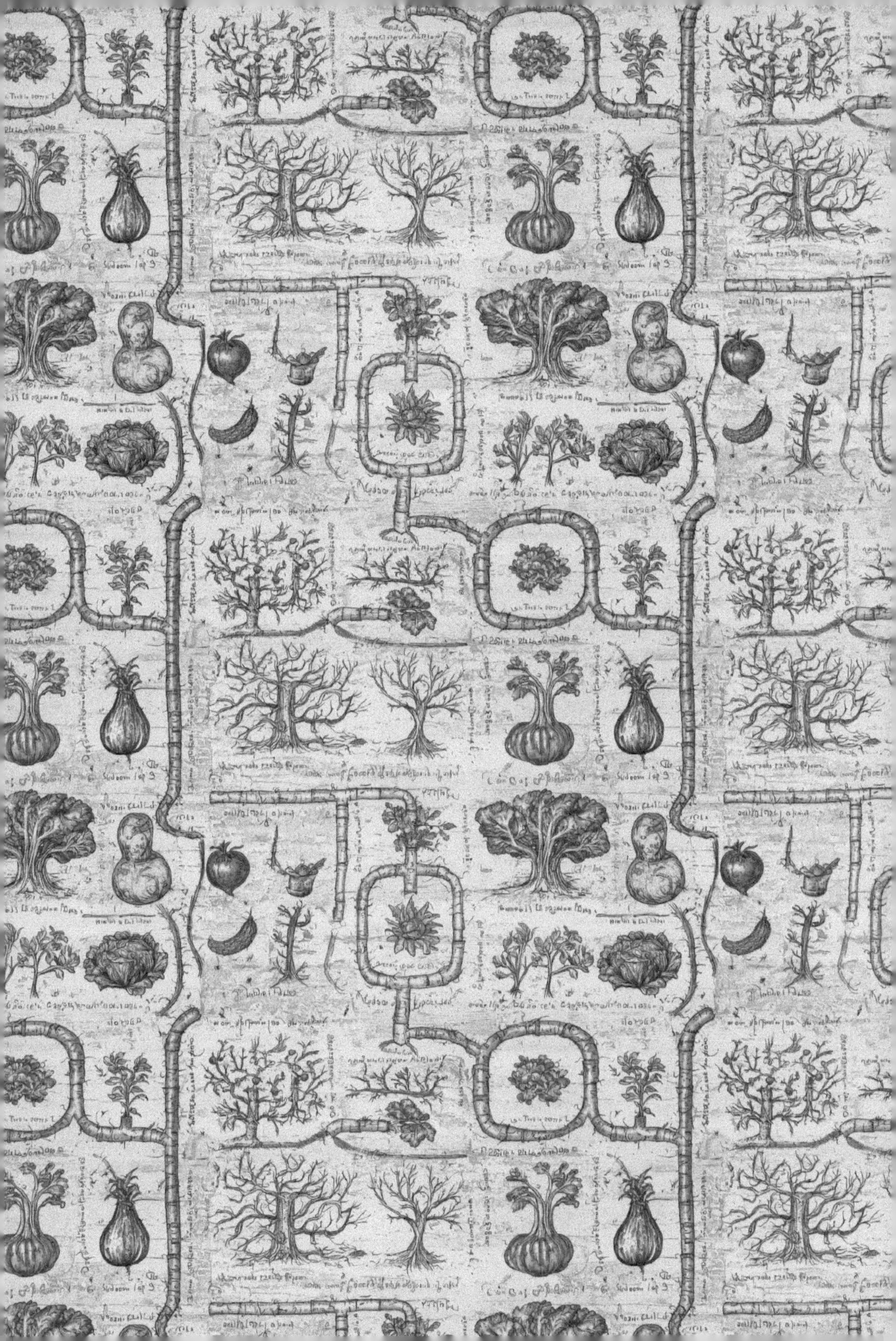

FSC
www.fsc.org
MIX
Papier | Fördert gute Waldnutzung
FSC® C083411

Kolibri 360 GmbH
Ferdinand-Jühlke-Straße 7
99095 Erfurt, Deutschland
produktsicherheit@kolibri360.de